家庭医生 医学科普系列丛书

脂肪肝

看名医

广东省医学会、《中国家庭医生》杂志社

组织编写

主　编：钟碧慧
副主编：柯绵丽　叶俊钊

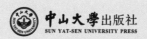

中山大学出版社
SUN YAT-SEN UNIVERSITY PRESS

·广州·

版权所有　翻印必究

图书在版编目（CIP）数据

脂肪肝看名医 / 钟碧慧主编；柯绵丽，叶俊钊副主编 . —广州：中山大学出版社，2017. 9
（家庭医生医学科普系列丛书）
ISBN 978-7-306-06102-7

Ⅰ. ①脂… Ⅱ. ①钟… ②柯… ③叶… Ⅲ. ①脂肪肝—防治　Ⅳ. ① R575.5

中国版本图书馆 CIP 数据核字（2017）第 169282 号

ZHIFANGGAN KAN MINGYI

| 出 版 人：徐　劲 |
| 责任编辑：谢贞静 |
| 封面摄影：肖艳辉 |
| 封面设计：陈　媛 |
| 装帧设计：肖艳辉 |
| 责任校对：邓子华 |
| 出版发行：中山大学出版社 |
| 电　　话：编辑部 020 - 84110283，84111996，84111997，84113349 |
| 　　　　　发行部 020 - 84111998，84111981，84111160 |
| 地　　址：广州市新港西路 135 号 |
| 邮　　编：510275　传真：020 - 84036565 |
| 网　　址：http://www.zsup.com.cn　　E-mail: zdcbs@mail.sysu.edu.cn |
| 印　刷　者：佛山市浩文彩色印刷有限公司 |
| 规　　格：889mm×1194mm　1/24　7.5 印张　150 千字 |
| 版次印次：2017 年 9 月第 1 版　2018 年 7 月第 2 次印刷 |
| 定　　价：28.00 元 |

如发现本书因印装质量影响阅读，请与出版社发行部联系调换

家庭医生医学科普系列丛书编委会

主任：

姚志彬

编委（按姓氏笔画排序）：

马　骏	王省良	王深明	邓伟民	田军章	兰　平	朱　宏
朱家勇	伍　卫	庄　建	刘　坚	刘世明	苏焕群	李文源
李国营	吴书林	何建行	余艳红	邹　旭	汪建平	沈慧勇
宋儒亮	张国君	陈　德	陈规划	陈旻湖	陈荣昌	陈敏生
罗乐宣	金大地	郑衍平	赵　斌	侯金林	夏慧敏	黄　力
曹　杰	梁长虹	曾其毅	曾益新	谢灿茂	管向东	

《脂肪肝看名医》编委：

中山大学附属第一医院脂肪肝多学科团队

麦炜颐（心血管科）

曹筱佩（内分泌科）

梁柳琴（风湿科）

冯仕庭（影像科）

廖　冰（病理科）

王　伟（超声科）

孙艳虹（检验科）

卓淑雨（营养科）

序

姚志彬 | 广东省政协副主席
广东省医学会会长

健康是人生的最根本大事。

没有健康就没有小康,健康中国,已经成为国家战略。2015年李克强总理的政府工作报告和党的十八届五中全会都对健康中国建设进行了部署和强调。

随着近年工业化、城镇化和人口老龄化进程加快,健康成为人们最关注的问题之一,而慢性病成为人民健康的头号"公敌",越来越多的人受其困扰。

国家卫生和计划生育委员会披露:目前中国已确诊的慢性病患者近3亿人。这就意味着,在拥有超过13亿人口的中国,几乎家家有慢性病患者。如此庞大的群体,如此难题,是医疗机构不能承受之重。

慢性病,一般起病隐匿,积累成疾,一旦罹患,病情迁延不愈。应对慢性病,除求医问药外,更需要患者从日常膳食、运动方式入手,坚持规范治疗、自我监测、身心调理。这在客观上需要患者及其家属、需要全社会更多地了解慢性病,掌握相关知识,树立科学态度,配合医生治疗,自救与他救相结合。

然而,真实的情况并不乐观。2013年中国居民健康素养调查结果显示,我国居民的健康素养总体水平远低于发达国家,尤其缺乏慢性病的防治知识。因此,加强慢性病防治知识的普及工作,刻不容缓。

与此同时,随着互联网、微信、微博等传播方式的增加,健康舆论市场沸沸扬扬、泥沙俱下,充斥着大量似是而非的医学信息,伪科普、伪养生大行其道。人们亟待科学的声音,拨乱反正,澄讹传之误,解健康之惑,祛疾患之忧。

因此,家庭医生医学科普系列丛书应时而出。

该丛书由广东省医学会与《中国家庭医生》杂志社组织编写。内容涵盖人们普遍关注的诸多慢性病病种,一病一册,图文并茂,通俗易懂,有的放矢,未病先防,已病防变,愈后防复发。

本系列丛书,每一册的主编皆为岭南名医,都是在其各自领域临床一线专研精深、经验丰富的知名教授。他们中,有中华医学会专科分会主任委员,有国家重点学科学术带头人,有中央保健专家。名医讲病,倾其多年经验,诊治心要尤为难得,读其书如同延请名医得其指点。名医一号难求,该丛书的编写,补此缺憾,以惠及更多病患。

广东省医学会汇集了一大批知名专家教授。《中国家庭医生》杂志社在医学科普领域成就斐然,月发行量连续30年过百万册,在全国健康类媒体中首屈一指,获得包括国家期刊奖、新中国60年有影响力的期刊奖、中国出版政府奖等众多国家级大奖。

名医名刊联手,致力于大众健康事业,幸甚!

2016年4月

前 言

钟碧慧
中山大学附属第一医院感染科主任、消化科副主任
博士研究生导师、医学博士、美国斯坦福大学博士后
中华医学会肝病学分会脂肪肝和酒精性肝病学
　　组秘书
广东省医学会肝脏病学分会副主任委员
广东省肝病学会脂肪肝专业委员会主任委员
广东省医学会肝脏病学分会脂肪肝学组副组长

　　脂肪肝,顾名思义,就是脂肪在肝脏的过度沉积,与高脂高糖食物的过度摄入和多坐少动的现代生活方式密切相关,素有"富贵病"和"现代都市病"之称。

　　据统计,脂肪肝已成为我国乃至全球第一大慢性肝病,我国的患病率更呈节节攀升之势。全球脂肪肝患病率介于 6.3%~45%,我国脂肪肝患病率超过 25%,处于中上水平。在合并肥胖等高危因素的人群中,脂肪肝患病率更高达 60%。脂肪肝已经形成了前所未有的威胁,且有愈演愈烈之趋势,迫切需要引起广泛重视!

　　遗憾的是,由于脂肪肝不痛不痒,很多人拿到体检报告后,其中相当部分人不把脂肪肝当回事,以为脂肪肝不是真正的疾病,无需治疗。其实脂肪肝的可怕之处在于,它不仅是肝脏疾病,更是全身脂代谢紊乱的"窗口",它的发生常常提示身体其他代谢异常(腹部肥胖、血压升高、

血糖异常、血脂紊乱等）。若不有效治疗，长期发展下去，不仅会导致肝脏损害，引起肝硬化甚至肝癌，而且会引发痛风、高血压、2型糖尿病、冠心病、中风等心脑血管疾病乃至肝外恶性肿瘤的发生和进展。即使少部分人意识到肝脏脂肪变需要控制，也只是觉得需要节食和加强运动，但往往收效甚微，究其原因，正是缺乏对疾病正确的认识和系统的干预。

作为奋战在肝病防治一线的临床专家，我们发现从健康到患脂肪肝，从患病到不同的预后，从初发阶段到合并其他代谢疾病阶段，只要遵循医生的正确建议，完全可以采取生活方式的干预结合个体化的健康管理，来控制甚至完全治愈脂肪肝，最终让自己远离高血压、高血脂、高血糖、高尿酸、高体重这"五高"及相关的肿瘤、糖尿病、冠心病、高血压和痛风等疾病，收获健康长寿的人生。

鉴于此，本书力求以简单、通俗易懂的语句，辅以丰富的图解，引导患者正确掌握脂肪肝相关的自我管理及获得正确的诊治。

我真诚地希望每个脂肪肝患者都能通过本书来了解脂肪肝基础知识，意识到脂肪肝的危害，进而积极改变生活方式、配合医生的诊疗，将脂肪肝对人体可能造成的伤害减少到最低；未出现脂肪肝的百姓知道如何防患于未然，尽快改变不良的生活方式，远离脂肪肝。

2017年7月

目录 CONTENTS

名医访谈　脂肪肝需要综合管理　/1

自测题　/4

基础篇　慧眼识病

PART 1　认识肝脏　/2

"肝"在何方　/2

肝脏的功能和作用　/5

脂质在肝脏内的代谢　/8

PART 2　"富贵的"脂肪肝　/11

体检报告单上的脂肪肝　/11

肝脏如何"脂肪变"　/13

脂肪肝的类别分级　/16

脂肪肝的检查与诊断　/19

你是脂肪肝钟爱的人吗　/23

别错过脂肪肝的信号　/27

脂肪肝的"亲密朋友"　/29

目录 CONTENTS

📩 经典答疑 /32

转氨酶升高，是否提示有脂肪肝？ /32
脂肪肝有传染性吗？ /32
减肥也会导致脂肪肝？ /33
脂肪肝，胀痛好转就没事吗？ /33

治疗篇 早治疗，大逆转

PART 1　治疗，何时开启 /36

查出脂肪肝，怎么办 /36

PART 2　合理用药，很重要 /40

减重治疗 /40
防治糖尿病 /44
控制血压 /48
保肝抗炎 /51
调整血脂 /53

防治其他肝病 / 56

酒精性脂肪肝，需戒酒 / 58

📩 经典答疑 / 61

早期脂肪肝，不吃药能逆转吗？ / 61

脂肪肝，为何也服降糖药？ / 62

脂肪肝合并乙肝，该不该用抗病毒药？ / 62

补充维生素E对脂肪肝有好处吗？ / 63

生活行为篇　这样做，才健康

PART 1　"吃"掉脂肪肝 / 66

易导致脂肪肝的不良生活习惯 / 66

不可不知的膳食平衡宝塔 / 68

掌握热量计算方法 / 71

脂肪肝不能吃脂肪？ / 74

正确看待食物中的胆固醇 / 77

目录 CONTENTS

蛋白质摄入，要均匀 / 80
控制碳水化合物的摄入 / 82
主食：适当搭配全谷物 / 85
脂肪肝吃什么蔬菜好 / 89
水果虽好，适可而止 / 91
脂肪肝的饮水须知 / 93
喝酒时的饮食建议 / 95
在外就餐，这样安排 / 97
可预防脂肪肝的饮食顺序 / 98

经典答疑 / 99

脂肪肝患者能不能吃鸡蛋？ / 99
吃夜宵会导致脂肪肝吗？ / 99
营养不良性脂肪肝饮食需注意什么？ / 100

PART 2　动起来，赶走脂肪肝　/101

脂肪肝，怎样运动才对　/101

脂肪肝患者运动贴士　/104

掌握好运动强度　/106

快步走，这样走　/108

坚持慢跑，燃烧脂肪　/110

消除肚腩的专项运动　/112

"忙人"脂肪肝，运动"化整为零"　/115

并非所有脂肪肝都适合"暴走"　/116

PART 3　生活上的其他注意事项　/117

减肥要有度　/117

尽可能地戒烟　/119

减少精神压力　/120

打造绿色居所，助养肝　/121

睡眠好，肝才会好　/122

目录 CONTENTS

聪明就医篇 最高效的看病流程

PART 1 如何就诊更高效 / 126

看脂肪肝，该去哪个科 / 126

挂号方式多样选 / 129

如何与医生高效沟通 / 132

脂肪肝患者复诊计划 / 134

这些治疗骗局，要当心 / 136

PART 2 常见检查项目 / 138

脂肪肝的实验室检查指标 / 138

常见的抽血化验项目 / 139

脂肪肝的影像学检查 / 146

活体组织检查：肝活检 / 149

名医访谈

脂肪肝需要综合管理

采访者：《中国家庭医生》杂志社

受访：钟碧慧（中山大学附属第一医院感染科主任、消化科副主任；博士研究生导师、医学博士、美国斯坦福大学博士后；中华医学会肝病学分会脂肪肝和酒精性肝病学组秘书；广东省医学会肝脏病学分会副主任委员；广东省肝病学会脂肪肝专业委员会主任委员；广东省医学会肝脏病学分会脂肪肝学组副组长）

　　脂肪肝不痛不痒，很多人并不把它当一回事。殊不知，它是全身脂代谢紊乱的"窗口"，它的发生常常提示身体其他代谢异常（腹部肥胖、血压升高、血糖异常、血脂紊乱等）。

　　作为中山大学附属第一医院脂肪肝诊治中心的负责人，钟碧慧教授负责组建了脂肪肝多学科诊疗团队，率先开展国际前沿的诊疗方法，并参与多项世界级、国家级多中心临床研究。多年奋战在肝病防治一线，钟教授发现，不只是患者，有些医生对脂肪肝也不重视，缺乏对疾病正确的认识和系统的干预。

脂肪肝成第一大慢性肝病

　　随着生活条件的改善，人们倾向于高脂肪高热量饮食，久坐少动，营养过剩，导致脂肪肝患者不断增加。特别是经济发达地区，脂肪肝患者的患病率正逐年上升，且趋于年轻化。

根据 2015 年《中国脂肪肝防治指南（科普版）》，我国的脂肪肝患病率为 12.5%~35.4%，成为我国发达地区第一大慢性肝病。

"中山大学附属第一医院东院体检中心曾对 3433 名体检者做了统计，竟有 800 多人查出脂肪肝，患病率高达 26%。"钟教授说，在某些单位，脂肪肝患病率甚至高达 50%。

普通 B 超会漏诊

大多数脂肪肝患者，特别是轻、中度脂肪肝患者，并不会因为脂肪肝而有明显不适，所以大部分都是在体检，或者因其他疾病就医进行 B 超检查时被发现的。

"普通 B 超检查的特异性高，但敏感性低，并且只能定性，不能定量。"钟教授介绍说，通常肝脏脂肪含量超过 5% 即为脂肪肝，但普通 B 超检查只能发现脂肪含量在 30% 以上的脂肪肝。

肝穿刺活检可以对脂肪肝进行定量。"但由于肝穿刺的有创性、高难度和片面性，肝组织活检目前在临床上开展还不多见。"

有没有其他可行的检测手段，能对脂肪肝的轻重程度进行准确评估？"肝脏瞬时弹性超声可以为定量诊断脂肪变程度提供一定参考，但目前诊断最准确的是磁共振波谱检查。"钟教授回答说，这需要由专门的团队借助专门的设备，用特殊的方法进行检测，能无创、量化检查肝脏硬度和脂肪度，既可用于治疗前的评估（了解脂肪肝的轻、中、重程度），还可用于治疗后的追踪评估（脂肪肝有无好转或减轻）。据了解，这种检测手段目前很多医院还没开展，仅有少数医院（中山大学附属第一医院是其中之一）可以进行该检查。

治疗脂肪肝，别只盯着肝

"脂肪肝本身也许并不可怕，但它是个'报警器'，提示身体的代谢出了问题，很可能血脂、血糖、血压都高，突发心血管意外的风险也比普通人高。"钟教授认为,脂肪肝既可作为一个窗口,亦可作为切入点,除了评估肝脏病变的轻、中、重程度,还可一并处理多种代谢紊乱,临床医生应具备疾病诊治整体思维,对脂肪肝患者进行综合管理。

　　管理好体重：脂肪肝的防治根本是保持适当体重和腰围。特别是对肥胖性脂肪肝患者而言,减重是最有效的措施。然而,并非每个患者经过努力都能达到标准体重,减肥过程困难重重。对此,钟教授表示："我们不强求标准体重,只是要求患者在半年内至少减去现有体重的5%~10%。坚持减肥3个月,在体重降低后或可逆转脂肪肝进程。"

　　管理好血糖、血压及血脂：脂肪肝通常合并有其他代谢异常,医生要根据患者的情况处理相应的代谢综合征。"有转氨酶升高的脂肪性肝炎患者可在医生指导下选用保肝药物,促进肝内脂肪沉积消退,阻止肝内炎症和纤维化进展,减少肝硬化的发生。合并有其他疾病的,应在医生指导下进行基础疾病的治疗。"钟教授解释说,比如,合并有血糖高的,需要降血糖；合并有高血压的,需要降血压；合并有高血脂的,需要降血脂等。

多学科协作、系统干预脂肪肝

　　脂肪肝不是一个独立的疾病,故治疗脂肪肝需要多学科协作,且需要较长疗程。钟教授指出："脂肪肝的防治涉及预防医学和临床医学中的消化、内分泌、心血管、营养、影像、运动康复等多个领域,脂肪肝的病情和风险评估、治疗方案的制订需要多学科的协作。"

　　目前,在中国医师协会脂肪性肝病专家委员会指导下,全国80多家医院相继成立了脂肪肝诊治中心。由钟教授负责组建的脂肪肝多学科诊治团队,包括体检中心、诊断团队(超声、磁共振、检验科、病理科)和治疗团队(消化科、内分泌科、心血管科、风湿科、营养科等)。在诊治中心,脂肪肝患者可以得到全方位的诊治和管理。

自测题

1. 脂肪含量超过肝脏重量的____为轻度脂肪肝。(   )
   A. 5%　　B. 10%
   C. 15%　　D. 20%

2. 普通B超检查只能发现脂肪含量在____以上的脂肪肝。(   )
   A. 5%　　B. 20%
   C. 30%　　D. 40%

3. 以下哪些人群容易被脂肪肝缠上？(   )
   A. 久坐少动者
   B. 肥胖者
   C. 有糖尿病、高脂血症、冠心病,以及脂肪肝家族史
   D. 营养不良者
   E. 以上均是

4. 男性的腰围达到或超过____,女性的腰围达到或超过____,就算腰围超标,属于中心性肥胖,需要减肥。(   )
   A. 80厘米;70厘米
   B. 90厘米;80厘米
   C. 95厘米;85厘米
   D. 100厘米;90厘米

5. 有持续____年以上的过量饮酒史,实验室和影像学检查证实脂

肪肝的存在,并能排除其他病因,可诊断为酒精性脂肪肝。(　)

　　A. 1　　　B. 2

　　C. 5　　　D. 10

6. 以下关于肝功能检查前的注意事项,哪项是错误的?(　)

　　A. 检查须空腹(一般空腹8~12小时)

　　B. 抽血前一天晚上8点后可以进食

　　C. 查肝功能前,注意休息,不做剧烈运动

　　D. 尽量不服药物,尤其避免服用有损坏肝脏的药物

7. 脂肪肝是一种生活方式病,以下哪些生活方式不利于脂肪肝的防治?(　)

　　A. 经常不吃早餐

　　B. 吃饭速度过快

　　C. 爱吃零食,喜食甜食

　　D. 应酬多,常饮酒

　　E. 经常吃水果,把水果当正餐吃

　　F. 以上均是

8. 脂肪肝患者宜选择全身性、中等强度、较长时间的有氧运动,以下哪项运动不属于有氧运动?(　)

　　A. 慢跑　　　B. 骑自行车

　　C. 打羽毛球　D. 举重

参考答案:
1. A　2. C　3. E　4. B
5. C　6. B　7. F　8. D

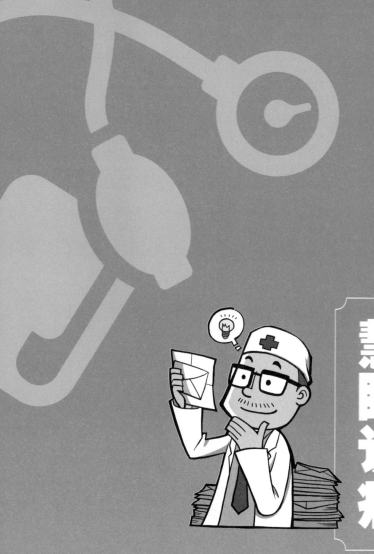

慧眼识病

基础篇

PART 1 认识肝脏

"肝"在何方

肝脏住在哪里

大家都能轻易说出心脏和肺部的位置,但是肝脏具体在哪个位置,很多人说不清楚。肝脏是人体中最大的腺体,也是最大的实质性脏器。它和心、肺一样,在人体的正常生理活动中起着相当重要的作用。

对于成年人而言,在正常情况下,肝脏正好位于腹部的右上方,上界位于右锁骨中线第五肋间、右腋中线平第六肋骨,下界自右向左,先平齐肋弓下缘,再经腹上部斜向左上方,至左侧第七、八肋软骨结合处。儿童肝脏位置略低于成人。

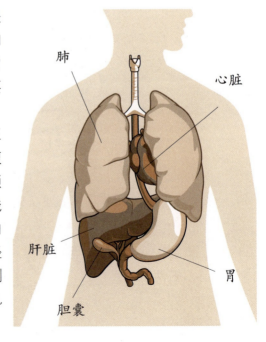

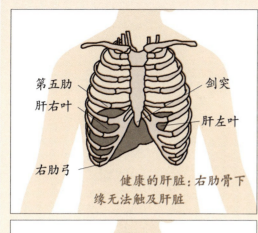

健康的肝脏：右肋骨下缘无法触及肝脏

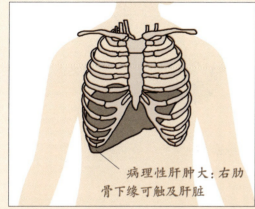

病理性肝肿大：右肋骨下缘可触及肝脏

肝脏平日都被坚强的肋骨所覆盖并保护起来，在肋骨下缘无法触及，只有当某些疾病导致肝脏肿大时，医生才能够在肋骨下缘摸到它；部分瘦长体形的健康人因为整个肝脏的位置下移，也可能在肋骨下缘摸到肝脏。

肝脏长什么模样

正常肝脏呈棕红色，质软而脆，分为左右两叶，右叶较大，约占整个肝脏的70%。肝脏下面有左右2条纵沟，中间有1条横沟，3条沟呈"H"形。横沟内有肝动脉、门静脉、肝内胆管、淋巴管和神经通过。

肝脏左右两叶的后下方，有一个重要的部位，称为肝门，肝动脉、门静脉、胆管等都从这里进入肝脏，可谓是肝脏的交通要道。此外，肝静脉从肝脏的上部将血液导出；胆管从右叶的下方出来，并在此处与胆囊相连。这些交通枢纽实现了肝脏与其他器官的物质交换，并且成为肝脏实现它的生理功能的重要基础。

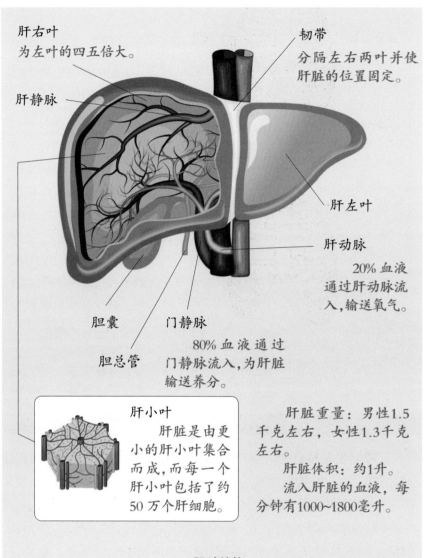

肝右叶
为左叶的四五倍大。

肝静脉

韧带
分隔左右两叶并使肝脏的位置固定。

肝左叶

肝动脉
20%血液通过肝动脉流入，输送氧气。

胆囊

胆总管

门静脉
80%血液通过门静脉流入，为肝脏输送养分。

肝小叶
肝脏是由更小的肝小叶集合而成，而每一个肝小叶包括了约50万个肝细胞。

肝脏重量：男性1.5千克左右，女性1.3千克左右。

肝脏体积：约1升。

流入肝脏的血液，每分钟有1000~1800毫升。

肝脏结构

肝脏的功能和作用

肝脏是维持生命活动不可或缺的重要器官。在人体的代谢、解毒、免疫、血液循环等方面,肝脏都有着难以取代的重要功能。

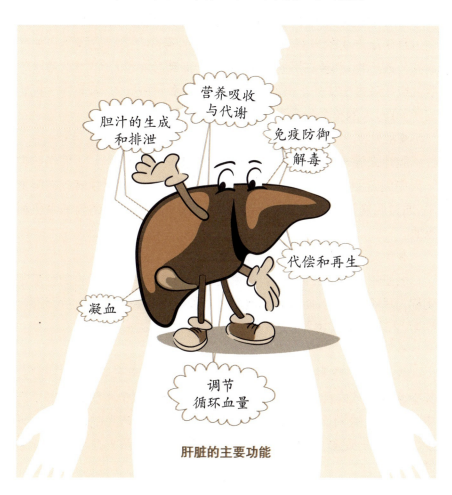

肝脏的主要功能

◆ 代谢

肝脏是人体内体积最大、物质代谢最活跃的器官。我们平时吃的食物,含有糖类、蛋白质、脂肪、维生素和矿物质等营养物质,肝脏对这些经过胃肠道初步消化吸收的物质进行代谢,将有用的部分变成人体的一部分,将无用的部分排出体外。肝脏是人体白蛋白唯一的生成器官,是人体合成胆固醇最旺盛的器官。

◆ 解毒

肝脏常被誉为人体内最大的"化工厂",这是很有道理的。人体代谢过程中所产生的一些有害物质和外来的有毒物质(包括药物)的代谢和分解产物,都要在肝脏解毒,变成无毒或溶解度大的物质,最终随胆汁或尿液排出体外。肝脏夜以继日地为我们的身体"解毒",一旦其出了问题,人的整个生命系统就会出现问题。

◆ 胆汁的生成和排泄

胆汁来源于肝脏,不是来自胆囊(胆囊只是存储胆汁)。肝细胞在一天中制造胆汁约1升。胆汁由肝内和肝外胆管排泄并储存在胆囊中,通过胆囊管和胆总管释放入肠道,以促进脂肪在肠道内的消化和吸收。

◆ 免疫

肝脏中有大量巨噬细胞,在免疫中发挥重要作用。肝内的巨噬细胞称为库普弗细胞,能吞噬和清除外来和内生的各种抗原(包括细菌、病毒)和其他有害物质,以消除这些物质对机体的损害。

◆ 凝血

人体共有12种凝血因子,几乎所有的凝血因子都由肝脏制造,其中4种在肝内合成。肝脏在人体凝血和抗凝两个系统的动态平衡中起着重要的调节作用。出现严重肝病时,肝脏产生的凝血因子减少,患者会出现凝血功能障碍,表现为鼻出血、牙龈出血和皮肤紫癜等。

◆ 代偿和再生

肝脏具有强大的代偿和再生功能。动物实验证实,把老鼠的肝脏切掉一半后,老鼠能照常进食并且仍活泼健康地活着,检查肝功能指标往往仍正常。人类肝脏同样具有强大的再生能力,正常肝脏大部分切除术后1年,残存肝脏可恢复到原来大小。

◆ 其他功能

肝脏还参与人体血容量的调节、热量的产生和水代谢等。在胚胎期,肝脏还有造血功能。

总之,肝脏为维持生命所起的作用之多是其他脏器所无法比拟的。肝脏的功能受损,会引起全身的不适症状。所以,保护肝脏就是保护生命。

而且,肝脏是没有痛感神经的器官,所以无论它累成怎么样,它也从不呻吟叫苦,也不会喊痛,这是人们经常忽略它健康状况的根本原因,也是为什么肝癌常常一经发现,就是晚期的原因。

脂质在肝脏内的代谢

我们平时吃进肚子里的营养物质,包括糖、蛋白质、脂类等,都是由肝脏来代谢的。

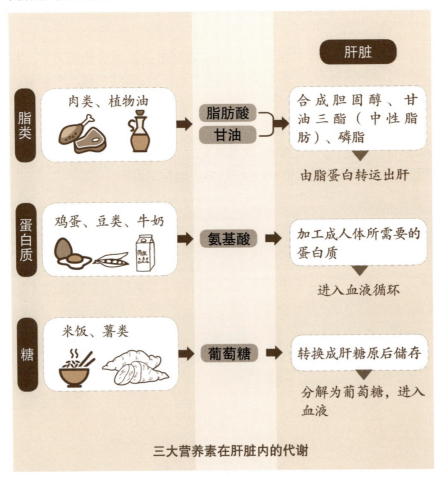

三大营养素在肝脏内的代谢

血液带着经肠、胃消化吸收的营养素,在肝脏被加工成对人体有用的物质。肝脏将葡萄糖加工成肝糖原,将氨基酸加工成蛋白质,将脂类加工成胆固醇、甘油三酯、磷脂,然后运送到全身各处,或在肝脏内储存。

人体脂质是指脂肪和类脂两大物质。脂肪主要是指甘油三酯(TG),其主要功能是储存能量和氧化供能。类脂则包括固醇、脂蛋白、磷脂和糖脂等,是细胞膜结构的重要成分。固醇又分为动物固醇和植物固醇,胆固醇即为动物固醇中的一个重要类别。脂蛋白是脂质在血液中转运的必要形式。脂类的代谢主要以甘油三酯和胆固醇的代谢为主。

甘油三酯的代谢

甘油三酯是体内能量的重要来源之一,人体总热量中的20%~25%由甘油三酯供给。肝、脂肪组织和小肠是合成甘油三酯的主要场所,其中,以肝的合成能力最强。但肝细胞只能合成脂肪,而不能储存脂肪。甘油三酯在肝细胞合成后与载脂蛋白、磷脂等生成极低密度脂蛋白,后由肝细胞分泌,随血液运输到肝外组织。

储存在脂肪细胞中的脂肪,被脂肪酶逐步水解为游离脂肪酸和甘油,并释放入血,以供其他组织氧化利用。人血清白蛋白与游离脂肪酸结合后,将其运送至全身各组织,主要由心、肝、骨骼肌等摄取利用。甘油可溶于水,故可直接由血液运送至肝、肾、肠等组织以供代谢利用。

胆固醇的代谢

肝是合成胆固醇的主要场所,人体内70%~80%的胆固醇由肝合成,10%由小肠合成。胆固醇常与不饱和脂肪酸结合成胆固醇酯,在体内转化成其他有生物活性的类固醇化合物，如胆汁酸、维生素 D_3、肾上腺皮质激素、性激素等。正常人每天合成 1~1.5 克胆固醇，其中 0.4~0.6 克在肝内转变成胆汁酸，并随胆汁排泄进入肠道。

小知识

什么是脂肪酸

脂肪酸（Fatty acid）是最简单的一种脂，它是许多更复杂的脂的组成成分。脂肪酸在有充足氧供给的情况下，可氧化分解为 CO_2 和 H_2O，释放大量能量，因此脂肪酸是机体主要能量来源之一。肝和肌肉是进行脂肪酸氧化最活跃的组织。

PART 2 ▶ "富贵的"脂肪肝

体检报告单上的脂肪肝

每年单位组织职工体检,同一个单位常常有不少人的超声报告写着相同的结论:脂肪肝。同事间称之为"同病相怜",有人还会相互戏谑:"谁叫你生活如此滋润!"

拿到体检报告后,有些人会很紧张,着急去医院就诊;而相当一部分患者则因为脂肪肝不痛不痒而不当回事。

近年来,随着人们生活水平的提高,被称为"富贵病"的脂肪肝已成为我国发达地区第一大慢性肝病(病毒性肝炎退居第二)。根据2015年《中国脂肪肝防治指南(科普版)》,中国脂肪肝患病率为12.5%~35.4%。我国经济发达地区和城市的脂肪肝患者正逐年上升,且趋于年轻化。

资料显示,广州脂肪肝检出率以30岁左右人群为多,发病

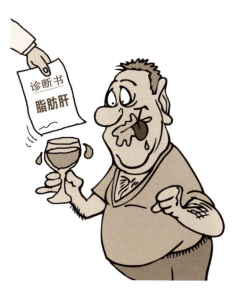

率高达 20%~30%。中山大学附属第一医院东院体检中心曾对 3433 名体检者做了统计,竟有 800 多人查出脂肪肝,患病率高达 26%,而某些单位甚至高达 50%。

令人忧虑的是,许多人对肝脏发生病变却浑然不知。

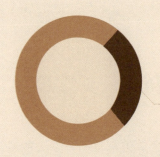

12.5%~35.4%的患病率使脂肪肝成为中国居民第一大肝脏疾病。

小知识

病毒性肝炎

病毒性肝炎是由几种不同的嗜肝病毒(肝炎病毒)引起的以肝脏炎症和坏死病变为主的一组感染性疾病,是法定乙类传染病,具有传染性较强、传播途径复杂、流行面广泛、发病率高等特点。

病毒性肝炎的病原学分型,目前已被公认的有甲、乙、丙、丁、戊五种肝炎病毒,分别写作 HAV、HBV、HCV、HDV、HEV,除乙型肝炎病毒为 DNA 病毒外,其余均为 RNA 病毒。部分乙型、丙型和丁型肝炎患者可演变成慢性,并可发展为肝硬化和原发性肝细胞癌。

肝脏如何"脂肪变"

过量的脂肪在肝脏细胞内堆积,便形成了脂肪肝。

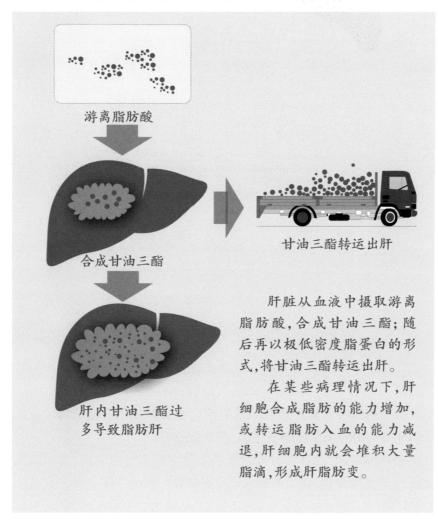

肝脏从血液中摄取游离脂肪酸,合成甘油三酯;随后再以极低密度脂蛋白的形式,将甘油三酯转运出肝。

在某些病理情况下,肝细胞合成脂肪的能力增加,或转运脂肪入血的能力减退,肝细胞内就会堆积大量脂滴,形成肝脂肪变。

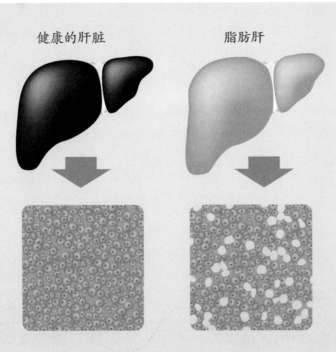

脂肪肝的脂肪并非人们想象的那样包裹在肝脏表面,而是充斥在肝细胞内,表现为肝细胞脂肪变性。

何谓脂肪肝

正常人肝内脂肪含量占肝脏重量的 3%~5%,其中,磷脂占 50%,甘油三酯占 20%,游离脂肪酸占 20%,胆固醇占 7%,其余为胆固醇酯。

当肝内脂类含量超过肝湿重的 5%,或显微镜下肝组织切片中大于等于 5% 的肝细胞脂肪变性时,称为脂肪肝。

脂肪肝时,肝细胞内异常积聚的脂质主要是甘油三酯,其他脂类成分也会相应增加,并伴有磷脂/胆固醇酯比例的下降。这些过量的脂肪不能被消耗或转移他处,而形成脂滴,散布在肝脏细胞质中,不同程度地影响肝细胞功能。

脂肪肝主要是甘油三酯的合成和分泌两者之间不平衡所致。造成甘油三酯的这种不平衡的原因既有肝脏本身合成代谢不平衡，也有肝脏以外其他疾病引起的。

"法式鹅肝"的哀伤

脂肪肝长什么样子？法国名菜中的鹅肝就是脂肪肝的典型代表。

鹅肝，在美食界象征时尚与尊贵，有人将其细腻的口感喻为"法式深吻"。然而，在医生们眼中，它的形象可能会让热爱美食的你胃口受挫。法式鹅肝从临床定义来说，无疑是病态的，或者更直接说，就是脂肪肝。

不妨来看看鹅肝是如何养成的。这些提供肥美鹅肝的鹅，用的填喂料一般以高能量的玉米为主，额外添加油脂，以提供脂肪、润滑食道。鹅在经过数周的填肥后，会出现呼吸困难、不喜活动、羽毛质量变差、喙部发白等情况，这意味着它们的脂肪沉积已达到很高的水平，长出了丰腴软滑的肥肥的脂肪肝。

由此可知，人类脂肪肝的形成，也有类似原理。

脂肪肝的类别分级

病因：酒精性与非酒精性

医学上，根据是否有长期大量嗜酒史将脂肪肝分为两种，即非酒精性脂肪肝和酒精性脂肪肝。酒精性脂肪肝主要是由于过量饮酒所致，非酒精性脂肪肝则是一种获得性代谢应激性肝损伤。最常见的是肥胖引起的非酒精性脂肪肝，其次是长期酗酒引起的酒精性脂肪肝，二者造成的肝脏损伤类型相近，不少人是两种类型相互叠加。

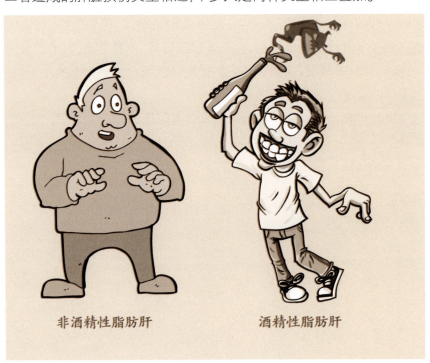

非酒精性脂肪肝　　　酒精性脂肪肝

程度：轻、中、重

根据肝脏脂肪的含量占肝湿重的比率和脂肪变性肝细胞所占的比率，脂肪肝分为三度：轻度（含脂肪 5%~10%，脂肪变性肝细胞占 5%~33%）、中度（含脂肪 10%~25%，脂肪变性肝细胞占 33%~66%）、重度（含脂肪 25% 以上，脂肪变性肝细胞大于 66%）。

轻度脂肪肝	含脂肪 5%～10%，或光学显微镜下 5%～33% 的肝细胞发生脂肪变性
中度脂肪肝	含脂肪 10%～25%，或光学显微镜下 33%～66% 的肝细胞发生脂肪变性
重度脂肪肝	含脂肪 25% 以上，或光学显微镜下 66% 以上的肝细胞发生脂肪变性

分类：单纯性脂肪肝—脂肪性肝炎—脂肪性肝纤维化

无论哪种类型的脂肪肝，基本分为三类：单纯性脂肪肝、脂肪性肝炎和肝纤维化、肝硬化，乃至肝癌。

（1）单纯性脂肪肝。肝细胞脂肪变性，不伴或伴有极少数肝细胞坏死（小坏死灶），不伴肝细胞气球样变，没有明显的炎症或纤维化。反映肝细胞损伤的指标（谷丙转氨酶、谷草转氨酶）是正常的或轻度升高，反映肝纤维化的血清学指标通常是正常的。

（2）脂肪性肝炎。除具有肝细胞脂肪变性外，有的肝细胞变性肿胀，像充气的气球样（肝细胞气球样变），有的肝细胞坏死，炎性细胞围绕在坏死的肝细胞周围。不伴或伴有不同程度纤维化（纤维增生）。

（3）脂肪性肝纤维化、肝硬化。各型脂肪肝均可伴有不同程度的纤维化，纤维化常出现在中央静脉周围和肝细胞周围。肝脏内的胆管、肝动脉和门静脉所在结构（即汇管区）也可发生纤维增生，增生的纤维组织甚至伸入肝实质内，形成纤维间隔，明显的纤维间隔分隔正常肝组织结构导致结构紊乱，进一步发展成脂肪性肝硬化。

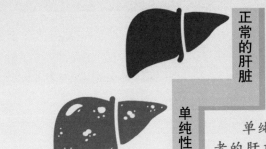

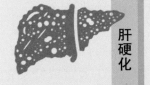

单纯性脂肪肝患者的肝功能正常，此时若能及时采取综合治疗措施，可以治愈。

但若不及时干预，15%～20%的单纯性脂肪肝会在未来的5～10年内发展为脂肪性肝炎。

30%～40%的脂肪肝性肝炎将从肝纤维化进展为肝硬化，最终导致肝功能衰竭或肝细胞肝癌的发生。

以下四类脂肪肝患者较易发生肝纤维化，乃至肝硬化：
(1) 肝功能反复异常者。
(2) 出现不明原因脾脏肿大者。
(3) 合并病毒性肝炎者。
(4) 儿童脂肪肝。

脂肪肝的检查与诊断

B超、磁共振等影像学检测,以及肝脏组织病理,是脂肪肝的临床诊断手段。其中,以B超检查为主要手段。

B超——"粗"看肝肥不肥

绝大多数脂肪肝患者,特别是轻度、中度脂肪肝患者,并不会因为脂肪肝而有明显的不适,所以大多数脂肪肝都是在体检或者因其他疾病就医检查时被发现的。

普通的B超检查中,发现"肝脏回声增强,肝后方回声衰减",可诊断为脂肪肝。但是,单纯通过B超检查,会有很多人漏诊,因为脂肪肝的定义是肝脏中脂肪的含量超过5%,而普通B超只能发现脂肪含量在30%以上的脂肪肝。

另外,由于超声图像对脂肪肝分级受仪器调节、仪器种类、医师主观判断影响,同一位患者在一家医院经B超检查被诊断为轻度脂肪肝,可能在另一家医院被诊断为中度脂肪肝。所以,想了解有没有脂肪肝,可以首选检查简便、价廉、无创的B超检查。但想知道脂肪肝是轻度还是中度、重度,想了解脂肪肝的病情变化,需进行更细致的检查。

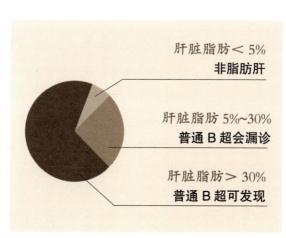

弹性超声——无创评估肝脂肪变和纤维化

肝脏瞬时弹性超声可以一定程度弥补B超检查在定量肝脂肪变方面的不足。肝脏瞬时弹性超声利用超声在脂肪组织中传播出现显著衰减的特征,通过受控衰减参数(CAP)来定量检测肝脂肪变程度。

CAP值比B超和CT更敏感,可相对准确地检测肝脂肪变性＞5%的脂肪肝。并且,与肝活检相比,CAP更少受到抽样误差的干扰。CAP值与脂肪肝及其基础疾病(肥胖、糖脂代谢紊乱和代谢综合征)关系密切,随访过程中,CAP值的变化,可在一定程度上反映肝脂肪变和代谢紊乱的好转或进展。

另一方面,肝脏瞬时弹性超声还可以同时完成肝脏硬度的检测,从而及早发现肝纤维化、早期肝硬化。

磁共振波谱——肝脏脂肪定量的金标准

普通磁共振成像(MRI)可以实现筛查、鉴别各种肝脏弥漫性及局灶性病变、铁沉积,监测肝硬化各级别的结节及检出小肝癌等。

磁共振波谱(MRS)具有无创性,能在分子水平上定量分析肝脏代谢变化,检测脂质、胆碱、谷氨酰胺及谷氨酸复合物等的代谢变化。

肝脏组织病理——最清楚判断肝脏炎症

单靠B超、弹性超声检查,无法判断脂肪肝是否已经走上了"炎"路,即不能区分脂肪肝是单纯性的,还是脂肪性肝炎。如何知道自己有没有脂肪性肝炎?最可靠的方法是作肝穿刺组织学检查。

但是,与没有发炎的单纯性脂肪肝一样,多数脂肪性肝炎患者不会感觉到明显的不舒服,且由于组织活检的有创性,肝组织活检目前在临床上开展还不多见。

因此,如果同时有以下情况,即可被认为脂肪肝已不再单纯,而是进展到了脂肪性肝炎阶段：

（1）B超检查发现有脂肪肝；

（2）抽血检查，发现谷丙转氨酶和(或)谷草转氨酶持续升高半年以上；

（3）排除乙型肝炎、丙型肝炎、酒精性肝炎、药物问题等常见的肝炎病因。

非酒精性脂肪肝的诊断

（1）肝脏影像学表现符合脂肪肝的典型表现，或肝组织活检符合脂肪肝的病理学标准。

（2）无饮酒史或饮酒折合酒精量小于140克/周（女性小于70克/周）。

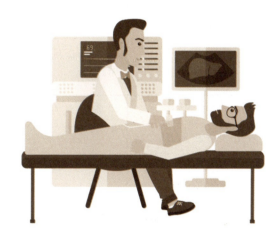

（3）排除病毒性肝炎、药物性肝病、自身免疫性肝病、甲状腺功能减退症等可导致脂肪肝的其他疾病。

酒精性脂肪肝的诊断

（1）有持续5年以上的过量饮酒史（男性平均每天摄入酒精量大于40克，女性大于20克），或连续两周每天大量饮酒（每天摄入酒精量大于80克）。

（2）实验室和影像学检查证实脂肪肝的存在，并能排除其他病因。

评价肝功能的一些血液检查项目

检查项目	物质成分	异常情况
谷丙转氨酶（ALT）	肝细胞的成分	转氨酶升高，提示肝细胞破坏、肝功能受损
谷草转氨酶（AST）		
白蛋白（ALB）	肝脏合成的重要产物	白蛋白含量降低，提示肝合成功能下降
前白蛋白（PA）		前白蛋白的高低随肝功能变化比白蛋白更敏感
胆红素（TBIL 及 DBIL）	胆红素由肝脏合成排泄	胆红素升高，提示肝脏处理功能下降
血尿素氮（BUN）	蛋白质在肝内分解代谢产物	肝功能受损时，BUN 降低，NH_3 浓度升高
血氨（NH_3）		
凝血酶原时间（PT）	许多凝血因子由肝脏合成	肝功能受损时，PT、APTT 延长，FIB 下降
活化部分凝血活酶时间（APTT）		
纤维蛋白原（FIB）		

注：更具体的化验、检查项目将在本书"聪明就医篇"进行阐述。

你是脂肪肝钟爱的人吗

脂肪肝是一种生活方式病

久坐少动、应酬多多、作息无序、高脂肪高热量饮食的人最易被脂肪肝缠上。请你看看，以下导致脂肪肝的危险因素是否与你沾边。

- 不合理的膳食结构，经常大鱼大肉或摄入过多淀粉类和糖分。

- 不良饮食习惯，常吃夜宵、不吃早餐、爱吃零食甜食、过量进食等。

- 有肥胖症、糖尿病、高脂血症、高血压、冠心病、脑卒中，以及脂肪肝家族史。

- 某些原因导致的肝损害如病毒性肝炎、药物等。

- 久坐少动，平时极少运动。

- 长期大量饮酒。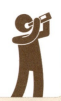

- 营养不良，摄食不足或有消化障碍。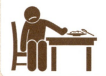

人胖了，肝也胖

人一旦胖起来就容易像吹大的气球一样，脂肪开始在全身各处安家，体重"蹭蹭"直上，肝内脂肪堆积的程度是与体重成正比的。有些重度肥胖者脂肪肝性变率高达 61% ~ 94%。

肥胖者中，非酒精性脂肪性肝病、非酒精性脂肪性肝炎、非酒精性脂肪性肝硬化的患病率都很高，分别为：60%~90%、20%~25%、2%~8%。

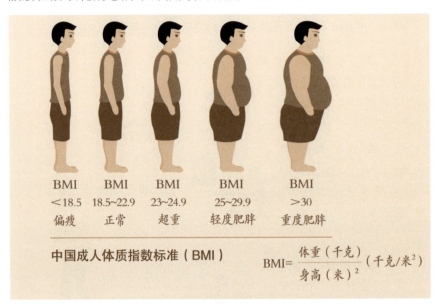

中国成人体质指数标准（BMI）

$$BMI = \frac{体重（千克）}{身高（米）^2}（千克/米^2）$$

嗜酒让肝"胖"起来

嗜酒的人大多患有酒精性脂肪肝。每天饮酒的酒精含量超过80克，则酒精性脂肪肝的发生率增长 5 ~ 25 倍。也许有人会问，这酒里不就是水和乙醇吗？又不像肉那样含有脂肪，怎么会得脂肪肝呢？

我们知道，酒精（乙醇）分解需要肝帮忙，酒多了，肝也会喊累。乙醇进入人体后，要在肝脏进行分解代谢，乙醇及其代谢产物乙醛对肝细胞有一定的毒性。酒精性脂肪肝的病因是过量饮酒引起肝损伤，导致脂肪的代谢紊乱。因此,饮酒越多,同时摄入高脂肪、高热量食物越多,肝内甘油三酯就越容易堆积,造成脂肪肝。

一般来说,平均每天摄入酒精量大于80克、持续5年以上,90%~95%的人会发生酒精性脂肪肝,20%~40%的酒精性脂肪肝将发展为酒精性肝炎和肝纤维化。

久坐少动,也有脂肪肝

长期缺乏运动,会导致体内过剩的热量转化为脂肪,当这些脂肪沉积于皮下时,表现为肥胖;当这些脂肪沉积于肝脏时,就出现了脂肪肝。同时,久坐不动还会令许多关节肌腱韧带僵硬,影响肝脏疏泄畅通。

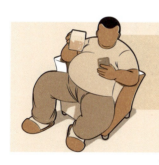

脂肪沉积在皮下 ➡ 肥胖

脂肪沉积的肝脏 ➡ 脂肪肝

脂肪肝与糖尿病是难兄难弟

平均50%的糖尿病患者可发生脂肪肝,其中以成年患者为多。糖尿病已经够折磨人了,还多出一个脂肪肝,为什么这两种病喜欢相伴发生呢?

因为成年后患糖尿病的人中,有50%~80%是肥胖者,其血浆胰岛素水平与血浆脂肪酸水平均较高,因此容易同时患上脂肪肝。

此外,高脂血症与脂肪肝也属于难兄难弟,调查发现,20%~92%非酒精性脂肪肝有高脂血症,一半的高脂血症患者有脂肪肝。

营养不良,也有肥肝

大家可能会觉得奇怪,都营养不良了,怎么还有脂肪肝呢?

其实,缺乏蛋白质是引起营养失调性脂肪肝的重要原因,多见于摄食不足或消化障碍,不能合成载脂蛋白。前文说过,载脂蛋白是"运载脂类物质的蛋白",正是因为有了这个蛋白的存在,人体内的脂肪才可以从这里到那里,从肝里到血里,实现脂类物质的流通。如果缺乏了这种蛋白,甘油三酯就只能堆积在肝脏内,哪也去不了,于是形成脂肪肝。

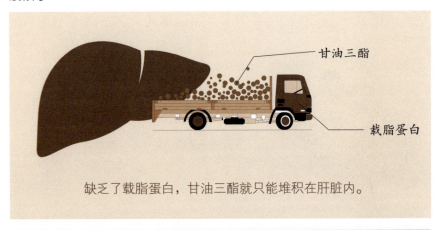

缺乏了载脂蛋白,甘油三酯就只能堆积在肝脏内。

病毒性肝炎及药物

病毒性肝炎是由病毒引起的急、慢性传染病,常见的类型有甲型、乙型、丙型、戊型肝炎。在急性病毒性肝炎的恢复期或慢性病毒性肝炎的迁延期,都有可能会形成脂肪肝。

某些药物如生长激素、肾上腺皮质激素、四环素等,会引起脂肪肝。在已上市应用的药物中,有1000种以上具有潜在的肝毒性。

别错过脂肪肝的信号

脂肪肝病起病隐匿,轻度甚至中度脂肪肝没有明显的临床症状,重度脂肪肝可出现疲乏感、食欲不振、恶心、腹胀、肝区隐痛等症状。

脂肪肝常见的症状和表现有:

消化道不适

有些脂肪肝患者会出现食欲减退、恶心、呕吐、嗳气、体重减轻、疲乏感、饭后腹胀,右上腹或肝区有疼痛感且在食后或运动时更为明显。

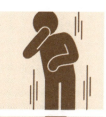

肥胖或消瘦

非酒精性脂肪肝患者大多数伴有肥胖,他们常感食欲不振、全身乏力,面部和眼球结膜可有脂质沉着。也有一些脂肪肝患者,因营养不良,形体呈消瘦。

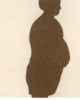

蜘蛛痣

随着脂肪肝病情的发展,患者可出现蜘蛛痣。蜘蛛痣是皮肤小动脉末端分支性扩张所形成的血管痣,具有比较明显的特征:痣的中心有突起,周围有网状小血管辐射,且有分支,整个痣的直径为0.2~2厘米,看上去就像一只红色的蜘蛛趴在皮肤上。若用铅笔尖压迫中心部,整个痣便会消失。蜘蛛痣常出现在上腔静脉分布的地方,如面、颈、手背、上臂、前胸和肩等部位。常见于慢性肝炎、肝硬化患者。

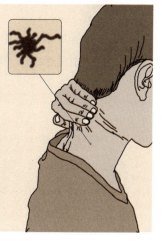

内分泌失调

肝脏是许多内分泌激素代谢灭活的场所。患有脂肪肝时，患者会出现内分泌失调，女性可出现与雌激素有关的症状，如月经过多或闭经；男性表现为乳房发育、睾丸萎缩或阳痿。

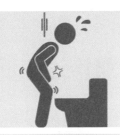

维生素缺乏症

有一部分患者（多为酒精性脂肪肝）伴有不同程度的各种维生素缺乏症，如口角炎、舌炎、末梢神经炎、皮肤过度角化及皮肤瘀斑等。

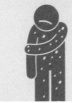

轻度体液潴留

有些患者会出现轻度体液潴留现象，重症者可见下肢水肿或腹水。

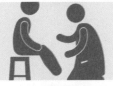

出血倾向

极少数脂肪肝患者会出现鼻出血或便血等。

肝系症状

当脂肪肝病变发展到一定程度时，会出现一些肝系症状，常见的有肝区疼痛、肝脾肿大、黄疸、肝掌等。

提醒： 脂肪肝高危人群要定期进行体检，如果发现有食欲减退、恶心、厌油、疲乏无力、体重下降、少量饮酒即感肝区不适、饮食稍有不慎就出现轻度腹泻、饭后腹胀等，这些可能是脂肪肝的早期信号，应及时去医院检查。

脂肪肝的"亲密朋友"

脂肪肝不是一种独立的疾病,它与身体其他多种疾病互为因果,常常伴随其他代谢异常。

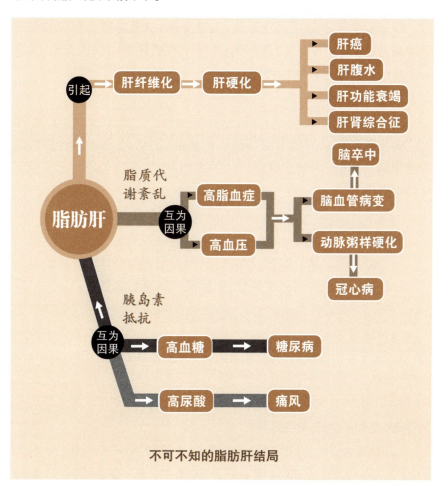

不可不知的脂肪肝结局

肝硬化、肝癌

脂肪肝是肝脏脂代谢失调的产物,同时又是加重肝脏损伤的重要因素。脂肪肝长期不治会导致肝细胞的再生障碍和坏死,进而形成肝纤维化、肝硬化。一旦肝硬化发展到失代偿期,极易发生肝腹水、肝功能衰竭、肝肾综合征等,同时,脂肪肝还能让肝癌的发生率提高。

高血压、冠心病、脑卒中

脂肪肝会导致肝脏代谢紊乱,失去平衡,从而导致血液中甘油三酯增高,成为诱发高血压、冠心病、动脉粥样硬化等疾病的因素,并会导致其他心脑血管疾病的发生。

糖尿病

由于脂肪肝会导致肝脏脂肪代谢紊乱,因此,会进一步诱发和加重糖尿病。同时,因糖尿病所形成的高血脂、高血糖也成为诱发脂肪肝的重要因素。

痛风

脂肪肝与胰岛素抵抗密切相关,继而引起尿酸在体内堆积。尿酸沉积于关节可产生炎症,引起痛风甚至导致残废。

代谢综合征

脂肪肝与代谢综合征互为因果,且通常合并存在。那么,何为代谢综合征?

根据 2004 年中华医学会糖尿病指南,具备以下 3 项或 3 项以上条件者,可诊断为代谢综合征:

(1)腹型肥胖:男性腰围 ≥ 90 厘米,女性腰围 ≥ 80 厘米。

(2)高血糖:空腹血糖 ≥ 5.6 毫摩尔/升,餐后 2 小时血糖

≥7.8毫摩尔/升,或已确诊为糖尿病者。

(3)高血压:血压≥130/85毫米汞柱,或已确诊为高血压者。

(4)空腹血清甘油三酯(TG)≥1.7毫摩尔/升。

(5)空腹血清高密度脂蛋白胆固醇(HDL-C)＜1.04毫摩尔/升。

对相当一部分人而言,身体整体的代谢情况出现问题时,首先会表现在肝脏上,即先患上脂肪肝,而后才会出现高血压、高血脂、高血糖等其他代谢紊乱的症状。

有研究表明,脂肪肝患者的致死病因,居第一位的是心脑血管疾病;居第二位的是由代谢紊乱引发的癌症;死于肝病本身的,则排在第三位,并且多见于有肝损害的脂肪性肝炎患者。

小知识

脂肪肝是糖尿病和动脉硬化的早期病变

流行病学调查发现,肥胖、糖尿病、高脂血症患者脂肪肝的患病率高、病情重。不少脂肪肝患者在确诊时,体重、血脂、血糖、血压均在正常值范围,但进一步的跟踪研究发现,这些患者在发现脂肪肝的数年内迅速出现高脂血症、糖尿病和动脉硬化及其相关并发症。

目前认为,脂肪肝是2型糖尿病患者并发心血管疾病的独立危险因素。脂肪肝是糖尿病和动脉硬化的早期病变,脂肪肝与糖尿病、动脉硬化一脉相承。对脂肪肝患者而言,心脑血管事件和糖尿病可能比肝硬化更早见、更多见且更致命。因此,脂肪肝患者在治疗脂肪肝的同时,还应加强对全身性疾病的治疗,如降压、降糖、降脂等。

经典答疑

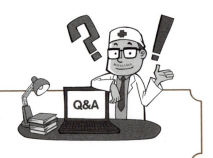

◆转氨酶升高,是否提示有脂肪肝?

答:病毒型肝炎、肝硬化、肝脓肿等,均可引起不同程度的转氨酶升高。同时,如果患有胆管、胆囊及胰腺疾患、胆管阻塞,也可使转氨酶升高。

除肝脏疾病外,患有心肌炎、肾盂肾炎、肺结核、胆囊炎、流感等,亦可见血中转氨酶升高。另外,药源性或中毒性肝损害、药物过敏、剧烈运动后等,也可引起转氨酶升高。

转氨酶升高是脂肪肝一个方面的临床表现。转氨酶升高,在排除了其他原因之后,要考虑脂肪肝,即不明原因的转氨酶升高,要首先考虑脂肪肝。

◆脂肪肝有传染性吗?

答:单纯的由于肥胖、饮酒、药物等原因导致的肝细胞内脂肪代谢异常而形成的脂肪肝,是不具有传染性的。

由于某些病毒感染导致的肝脏脂肪变,则需以病毒性肝炎对待。如乙肝、丙肝病毒所引起的肝炎可以合并有脂肪肝,这本是一种传染性疾病。但是否会传染,也要看患者的病毒复制活跃程度以及体内的病毒含量。

◆减肥也会导致脂肪肝？

答：在节食减肥时，减肥者往往只吃极少的主食，这时人体就会处于过度饥饿状态。由于身体无法从饮食中获得足够维持生命活动所需要的葡萄糖，因此就会将身体其他部位储存的脂肪、蛋白质动用起来，转化为葡萄糖，从而导致血清中游离的脂肪酸增高。节食还会导致脂代谢时所需要的酶和维生素不足，这时大量脂肪酸进入肝脏后，无法完全代谢，从而致使脂肪在肝脏滞留，造成脂肪肝。

所以，减肥的速度不能过快，最好控制在每个月体重减少不超过2.5千克。

◆脂肪肝，胀痛好转就没事吗？

答：肝脏的痛觉神经分布在肝包膜上，当肝脏内脂肪沉积日益增多，导致肝脏肿大时，包在肝脏表面的肝包膜就会受到压力牵拉，从而出现肝区胀痛。这时，意味着肝脏脂肪变性程度较重，肝肿大较明显。

不过，有些脂肪肝，其脂肪变性程度并不高，B超检查一般都未能发现，也不会有肝区胀痛，但其对患者健康的危害却很大。因此，不能因为肝区胀痛好转而停止治疗。

此外，值得注意的是，除了肝脏病变外，胆道系统、结肠肝曲、右胸下部，以及部分胃十二指肠的病变，也会引起右上腹胀痛不适，需要进行全面检查。

小结

1. 肝脏是维持生命活动不可或缺的重要器官。在人体的代谢、解毒、免疫、血液循环等方面，肝脏都有着难以取代的重要功能。

2. 当肝内脂类含量超过肝湿重的5%，或在显微镜下肝组织切片每单位面积内见30%以上的肝细胞内有脂滴存在时，称为脂肪肝。

3. 12.5%~35.4%的患病率使脂肪肝成为中国居民第一大肝脏疾病。

4. 普通B超检查只能发现脂肪含量在30%以上的脂肪肝。单纯通过B超检查，会有很多人漏诊。肝脏瞬时弹性超声可以弥补B超在定量肝脂肪变方面的不足。

5. 久坐少动、应酬多多、作息无序、高脂肪高热量饮食的人最易被脂肪肝缠上。

6. 脂肪肝不是一种独立的疾病，它与身体其他多种疾病互为因果，常常伴随其他代谢异常（腹部肥胖、血压升高、血糖异常、血脂紊乱等）。

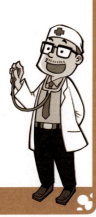

早治疗，大逆转

治疗篇

PART 1 ▶ 治疗，何时开启

查出脂肪肝，怎么办

体检查出脂肪肝，但身体没有出现不适症状，要不要吃药治疗呢？

是否需要吃药治疗，需视病情程度而定。前文我们提到过，脂肪肝不是一个独立的疾病，它常常伴随其他疾病出现。所以，治疗脂肪肝以祛除病因为主，在调整生活方式的同时，进行药物治疗。

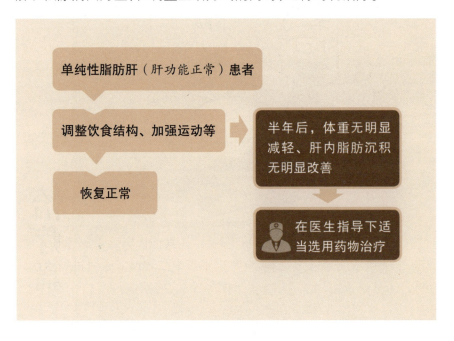

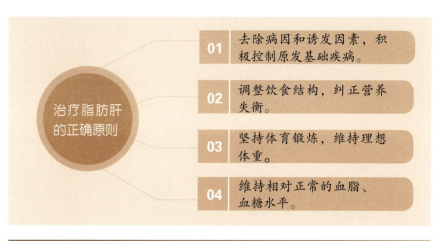

揪出原发基础疾病

脂肪肝患者首次就诊时,医生一般会开具不少检查项目,包括肝功能、血脂、血糖、空腹胰岛素、血尿酸、血肌酐、尿微量白蛋白排泄率,甚至还有心电图、心脏超声、颈部双侧大血管超声等。

部分患者感到不理解,甚至还认为医生在开"大检查"。其实,脂肪肝本身也许并不凶险,但它是个"警报器",提示身体很可能有其他的代谢异常,医生开具这些检查是为了及时发现脂肪肝患者可能存在的其他异常,根据检查的结果进行系统的干预和治疗。

积极治疗原发基础疾病

有些患者认为,脂肪肝不需要去医院,只要"管住嘴、迈开腿"(即控制饮食、加强运动)即可治好。这种说法有一定道理,但并不全对。

单纯性脂肪肝(肝功能正常)、没有合并其他代谢异常的患者无须用药,主要通过调整饮食结构、加强运动等非药物治疗手段进行治疗。若经上述基础治疗后半年,体重无明显减轻、肝内脂肪沉积无明显改善者,可在医生指导下适当选用药物治疗。

有转氨酶升高的脂肪性肝炎患者可在医生指导下选用保肝药物,促进肝内脂肪沉积消退,阻止肝内炎症和纤维化进展,减少肝硬化的发生。有高脂血症、高血压、糖尿病者,应在医生指导下进行基础疾病的治疗。

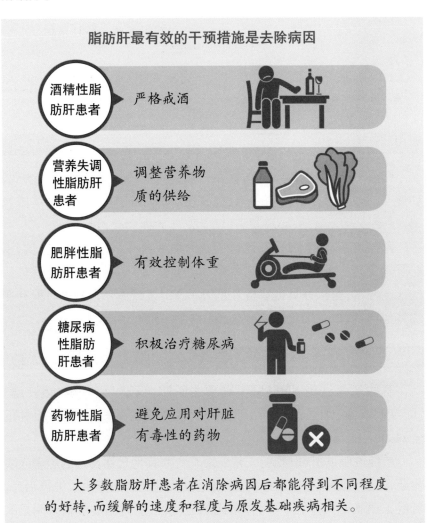

脂肪肝最有效的干预措施是去除病因

- 酒精性脂肪肝患者：严格戒酒
- 营养失调性脂肪肝患者：调整营养物质的供给
- 肥胖性脂肪肝患者：有效控制体重
- 糖尿病性脂肪肝患者：积极治疗糖尿病
- 药物性脂肪肝患者：避免应用对肝脏有毒性的药物

大多数脂肪肝患者在消除病因后都能得到不同程度的好转,而缓解的速度和程度与原发基础疾病相关。

防治根本：保持适当体重和腰围

如果不能改变生活方式，不能控制好体重和腰围的话，即便用药物把血脂、血糖"强压"下来，效果也不会好。

国外有研究显示，合并糖尿病的脂肪肝患者，如果不控制"腰围和体重"，就算用药物控制住血糖，糖尿病并发症确实有所减少，但总体死亡率却会升高。

其原因在于，根本病因不除，其他可能并发的疾病如肿瘤等的发生就会增多。

事实上，单纯性脂肪肝，如能有效控制体重和减小腰围，肝内脂肪沉积会在数月内完全消退。

不过，若病情已发展到脂肪性肝炎阶段，完全康复常需半年乃至数年时间。少数患者即使去除了病因，仍有可能进展为肝硬化。因此，脂肪肝的早期诊治非常重要。

特别提醒

越早干预，可逆概率越大

越早发现脂肪肝，越早开始干预，可逆的概率就越大，特别是轻度脂肪肝，可逆的机会很大。

即使是中、重度脂肪肝，也不是没有可逆的机会，不过需要患者有很强的意志力，在生活中注意控制饮食、加强运动，并坚持药物治疗，定期随访、监测。通过这些措施，是有可能从重度脂肪肝转为中度脂肪肝，再由中度脂肪肝向轻度脂肪肝转变。

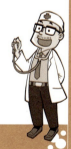

PART 2 ▶ 合理用药,很重要

减重治疗

前文提到,脂肪肝的防治根本是保持适当体重和腰围。特别是对肥胖性脂肪肝患者而言,减重是最有效的措施。经饮食和运动治疗6个月后,若体重未能降低5%,可在医生指导下选用药物辅助减肥。

哪些人需要减肥

这需要通过体重和腰围两个指标来衡量。

看体重超不超标,首先要计算体重指数[体重指数(BMI)=体重(千克)/身高(米)^2]。体重指数达到或超过23的脂肪肝患者,属于超重者和肥胖者,都需要减肥。

另外,有些人可能看上去不胖,体重指数也未达到23,但如果腰围过粗,同样需要减肥。

如何判断腰围是不是过粗?

以往认为,如果男性的腰围达到或超过90厘米,女性的腰围达到或超过80厘米,就算腰围超标,属于中心性肥胖,需要减肥。

近期,又有研究者提出,单纯考虑腰围尺寸的大小,而忽略不同人的身高因素来判断其属不属于中心性肥胖,难免有失偏颇。因此,目前最新的观念认为,如果腰围尺寸(厘米)与身高(厘米)的比值超过了0.5，就说明腰围超标，即属于中心性肥胖，需要减肥。

一般而言，只要半年内体重在原来的基础上下降5%，肝内脂肪沉积就可减轻；降低10%以上，脂肪肝则可逐渐消退，同时升高的谷丙转氨酶和(或)谷草转氨酶亦可恢复正常。

另外，胖子不是一口吃出来的，减肥同样也应该是一个循序渐进的过程。

当然，减得太少、太慢，如每个月体重下降少于0.45千克，则属于无效减肥，对脂肪肝的恢复没有帮助。

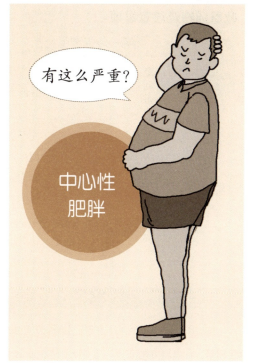

但是，减得太猛、太快，如成人每周体重下降超过1.5千克或每月下降超过5千克，则属有害减肥。

快速减重虽可使肝内脂肪消退，但体重下降过快，脂肪分解产生的过多脂肪酸会增加肝脏的负担，使肝内炎症和纤维化加重，引起机体代谢紊乱，甚至诱发脂肪性肝炎和肝功能衰竭。

什么时候考虑使用减重药

药物治疗指征：BMI ≥ 27，生活方式干预超过6个月仍然不能减低体重的重度肥胖者，食欲旺盛，尤其餐前饥饿难忍，每餐进食量较多的肥胖者或增加体力活动可能加重原有的疾病者，可考虑药物辅助减重。

减重药物及注意事项

药物分类	代表药物	适用范围	注意事项
胰脂肪酶选择性抑制剂	奥利司他	肥胖症患者	(1)常见的不良反应是会因肛门排气带出脂便而污染内裤或排便较急。如在治疗中注意减少膳食脂肪，则症状可缓解； (2)脂肪吸收减少，可能影响脂溶性维生素的吸收，故用此药时适当补充些脂溶性维生素，如维生素 A、D、E 等； (3)使用时应在治疗 12 周后评估减肥效果。如果患者体重下降未达标，应停用

减重手术

减重手术治疗的指征：①极度肥胖或有严重肥胖并发症的患者。如 BMI＞40 的重度肥胖病患者，或者肥胖症引起心肺功能不全等使用其他减肥治疗长期无效的患者；② BMI ≥ 32 且连续 5 年以上稳定或稳定增加体重；③经非手术治疗疗效不佳或其他减肥疗法不能耐受的肥胖患者。

手术方式有：可调节胃绑带术（限制摄入）、胃短路术（限制摄入和减少吸收）、垂直绑带式胃减容术（限制摄入）、袖状胃切除术（限制摄入）和胆胰旷置术与十二指肠转位术（主要是减少吸收）。具体选用哪种术式，由医生根据患者情况而定。

小知识

减肥药：奥利司他

奥利司他有两种剂量，一种为罗氏生产的 Xenical（赛尼可），每粒含有 120 毫克奥利司他，须医生处方使用；另一种则是由葛兰素史克生产的 Alli（爱纤伴），其剂量减半，每粒含有 60 毫克奥利司他，是首个美国 FDA 批准的非处方减肥药。

奥利司他是作用在胃肠道上，通过抑制胃肠道消化脂肪所需的酶，从而减少胃肠道对脂肪的吸收，以辅助减肥。

其服用建议中有一条说明：需配合运动及饮食，方有减肥之功效。

葛兰素史克在销售时也告诫消费者：Alli 不是减肥的灵丹妙药，而是为那些愿意健康生活的人提供帮助。因此，Alli 药物组合包内有一本食物杂志、一本健康饮食指导手册，以及一本脂肪和热量计算手册。

2010 年 5 月，FDA 发布警告称，使用减肥药奥利司他可能"引起罕见但严重的肝损害风险"。2011 年 4 月，美国公众健康代言团体在五年内第二次展开大规模活动，要求 FDA 禁止非处方药 Alli 和处方药 Xenical，并称大量新的报告显示这类药物会造成肾结石并对胰脏造成伤害。因此，服用这类药物最好在医生指导下进行，并定期监测药物不良反应。

防治糖尿病

合并空腹血糖水平升高、糖耐量异常或 2 型糖尿病的脂肪肝患者,若在改变生活方式 3 个月后,血糖仍无改善,宜使用药物防治糖尿病。

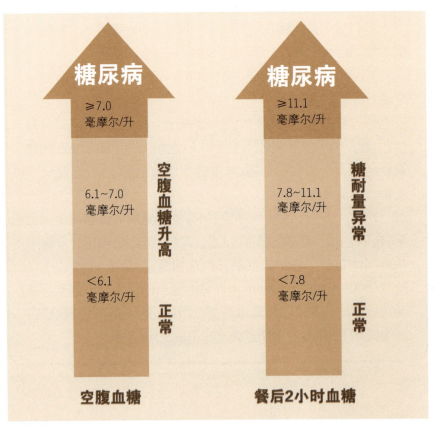

要确诊糖尿病,必须抽血检查,且最好测餐后血糖或做口服葡萄糖耐量试验(OGTT,即口服葡萄糖后 2 小时再测静脉血糖)。

目前,中国糖尿病的诊断标准为:符合以下 3 条之一者即需考虑糖尿病,但必须在随后的另一天里重复任何 1 条以确诊:

(1) 有糖尿病症状(多尿、多食、多饮、不明原因的消瘦),以及随机血糖≥ 11.1 毫摩尔/升。随机血糖指一天中任何时候的血糖。

(2) 空腹血糖≥ 7.0 毫摩尔/升。空腹血糖指禁食至少 8 小时后的血糖。

(3) OGTT 2 小时血糖≥ 11.1 毫摩尔/升。

这是中国目前采用的诊断糖尿病的三把"尺子"。美国和欧洲国家还有第四把"尺子",那就是糖化血红蛋白≥ 6.5%,也可考虑诊断糖尿病。

对于脂肪肝合并糖代谢异常者,降糖药可以选择:
①促进外周组织增加葡萄糖利用的药物(二甲双胍等);② DPPIV 抑制剂;③ GLP-1R 激动剂;④胰岛素增敏剂(吡格列酮等);⑤ α-糖苷酶抑制剂(拜糖平等);⑥胰岛素促泌剂:餐时血糖调节剂(瑞格列奈等)、磺脲类。脂肪肝炎与纤维化时考虑使用胰岛素。

若 3 个月单药控制血糖不达标,可联合使用。

血糖控制目标:空腹血糖≤ 6.1 毫摩尔/升,OGTT 2 小时血糖≤ 7.8 毫摩尔/升。餐后 2 小时血糖≤ 7.8 毫摩尔/升,糖化血红蛋白低于 6.5%。

血糖控制良好时,可促进肝内脂肪浸润消退。因此,糖尿病性脂肪肝患者应及时、有效控制血糖。

常用降糖药分类及注意事项

药物分类	代表药物及用法	适用范围	注意事项
双胍类	二甲双胍	糖尿病药物治疗首选,尤其适用于肥胖合并高血糖	(1)不良反应:呕吐、腹泻; (2)肾功能受损者易发生乳酸中毒可能
α-糖苷酶抑制剂	阿卡波糖 伏格列波糖	适合用于餐后高血糖	不良反应:腹胀、肛门排气增多
噻唑烷二酮类	吡格列酮	增加胰岛素敏感性	(1)暂不推荐胰岛素增敏剂用于NASH患者肝损伤和肝纤维化的治疗; (2)不良反应:水肿、体重增加,可能增加心衰、骨折风险
促胰岛素分泌剂 — 磺脲类	格列喹酮 格列本脲 格列吡嗪 格列齐特 格列美脲		不良反应:体重增加、有低血糖风险
促胰岛素分泌剂 — 非磺脲类	瑞格列奈 那格列奈		

特别提醒

切记查"餐后2小时血糖"

常有脂肪肝患者称"查过空腹血糖,是正常的",或者说"我没有糖尿病"。但经过检查,却发现他们是身患"糖尿病"而不自知。

肝源性糖尿病(由慢性肝病引起的糖尿病)的一大特点是:以餐后血糖增高为主。尤其在早期,只有10%的人空腹血糖会增高。

那些"血糖正常"的脂肪肝患者中,五分之一以上有糖尿病。假如未查餐后2小时血糖,就会漏掉。也许要等到发生白内障失明了,或出现糖尿病的急性并发症,才发现有糖尿病。

因而,脂肪肝患者一定要测餐后2小时血糖,这样才能准确反映患者是否有糖代谢异常或糖尿病。

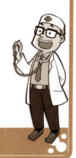

控制血压

合并有高血压病的脂肪肝患者,宜先进行生活方式干预。若经饮食调整、运动锻炼后,血压仍不能达标,则需开始药物治疗。

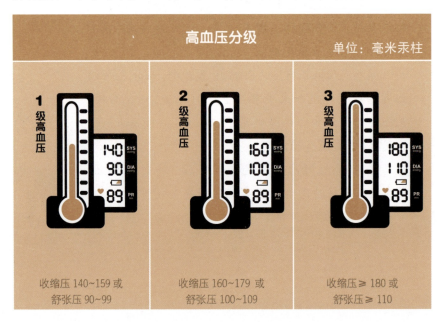

收缩压介于 140~159 毫米汞柱和／或舒张压介于 90~99 毫米汞柱的 1 级高血压病患者,若在生活方式干预数周后,血压仍 ≥ 140/90 毫米汞柱,可考虑降压药物治疗;

收缩压 ≥ 160 毫米汞柱,和／或舒张压 ≥ 110 毫米汞柱的 2 级和 3 级高血压患者,应尽早接受降压药物治疗。

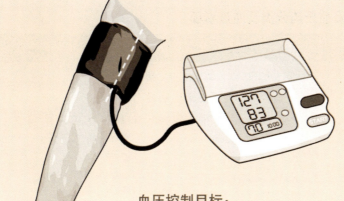

血压控制目标：

一般高血压患者，血压控制在140/90毫米汞柱以下。

65岁及以上老年人，收缩压应控制在150毫米汞柱以下。

伴有肾脏疾病、糖尿病或病情稳定的冠心病高血压患者，可将血压降至140/90毫米汞柱以下。

脑卒中后的高血压患者，血压目标为140/90毫米汞柱以下。

常见降血压药分类及注意事项

药物分类	代表药物	适用范围	注意事项
血管紧张素转换酶抑制剂（ACEI）	卡托普利 福辛普利 贝那普利 培哚普利 雷米普利 依那普利 西拉普利 咪达普利	心衰、心梗后、糖尿病肾病、代谢综合征	(1)双侧肾动脉狭窄、妊娠、高血钾禁用； (2)使用过程中注意定期检测肌酐、血钾
血管紧张素Ⅱ受体阻滞剂（ARB）	厄贝沙坦 缬沙坦 氯沙坦 奥美沙坦 替米沙坦 坎地沙坦	ARB适用于使用ACEI后出现刺激性咳嗽的患者	
钙拮抗剂	硝苯地平 非洛地平 拉西地平 乐卡地平 氨氯地平 左旋氨氯地平	对代谢无明显不良影响者	肝硬化、孕妇不宜使用
β受体阻断剂	美托洛尔 比索洛尔 卡维地洛 拉贝洛尔		(1)可增加胰岛素抵抗； (2)糖尿病、血脂异常者慎用
利尿剂	氢氯噻嗪		不适用于高尿酸、高血糖、高血脂、代谢综合征

保肝抗炎

不是所有的脂肪肝患者都需要用保肝药。通常,医生会根据脂肪肝的病因、分型、分期、并发症,以及药物效能和患者的承受能力,合理选用保肝药物。

以下脂肪肝患者需应用保肝药:

(1)肝活检病理学检查确诊的酒精性肝炎和非酒精性脂肪性肝炎。

(2)临床特征、实验室检查,以及影像学检查提示可能存在明显肝损伤和(或)进展性肝纤维化者,如血清转氨酶持续升高、合并代谢综合征、血糖控制不佳的2型糖尿病,以及肝脏弹性检测提示有进展性肝纤维化等。

(3)拟服用的其他药物可能诱发肝损伤而影响基础治疗方案顺利实施者,或在基础治疗过程中出现血清转氨酶升高或胆汁淤积者。

(4)酒精性肝病患者戒酒3个月后,仍有肝酶学指标异常。

(5)合并自身免疫性肝炎、慢性病毒性肝炎等其他肝病。

保肝药物通常选用1~2种,最多一般不超过3种,以免增加肝脏负担。不同病因及病情,用药疗程一般需要1~2年。用药期间,应定期随访监测,并及时调整治疗方案。停止应用抗炎保肝药物后,仍应注意监测病情。

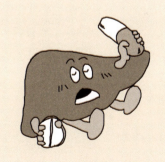

部分脂肪肝患者需用保肝药

常见保肝药分类及注意事项

药物分类	代表药物	适用范围	注意事项
抗炎类药物	复方甘草酸苷 异甘草酸铵 甘草酸二铵	病毒性肝炎、自身免疫性肝病、不适合使用糖皮质激素	(1)不宜同时应用过多种类（不超过3种）； (2)甘草酸制剂应逐渐减量至停药
肝细胞膜修复保护剂	多烯磷脂酰胆碱	酒精性肝病、脂肪肝	
解毒类药物	还原型谷胱甘肽	病毒性肝炎、酒精性肝病、化疗后肝损害	
抗氧化类药物	水飞蓟宾类	尤其适用于毒草中毒所致肝衰竭	
	双环醇	病毒性肝炎、脂肪肝	
利胆类药物	S-腺苷蛋氨酸	用于胆汁代谢障碍及淤胆型肝损伤	
	熊去氧胆酸 牛磺熊去氧胆酸	原发性胆汁性肝硬化	
降酶药物	联苯双酯	急性肝炎者使用疗效最优	
生物制品	促肝细胞生长素	明显降低谷丙转氨酶、胆红素	
植物来源护肝药	甘草甜素	具有保护肝细胞膜、抗氧化、抗炎、抗肝纤维化的作用，对早期肝硬化有帮助	

调整血脂

除了保肝药,降血脂药是许多脂肪肝患者极为关注的另一类药物。有些人认为,患了脂肪肝,血脂就一定高,必须吃降血脂药。

其实不然。超过三分之一的脂肪肝患者,其血脂水平是完全正常的。这部分患者,完全没有必要服用降血脂药。

而即便血脂水平略超出正常范围,但若只是轻度升高,也不要急于服用降血脂药,而应首先采取合理饮食、适当运动的减肥疗法。如果饮食、运动超过半年以上,血脂仍无法回归正常,才考虑使用降血脂药。

只有那些血脂水平超过正常范围上限达2倍以上的脂肪肝患者,才真正需要尽快使用降血脂药。

血脂水平分层标准

分层	血脂项目		毫摩尔/升(毫克/分升)	
	总胆固醇(TC)	低密度脂蛋白胆固醇(LDL-C)	高密度脂蛋白胆固醇(HDL-C)	甘油三酯(TG)
合适范围	<5.18 (200)	<3.37 (130)	≥1.04 (40)	<1.70 (150)
边缘升高	5.18~6.19 (200~239)	3.37~4.12 (130~159)		1.70~2.25 (150~199)
升高	≥6.22 (240)	≥4.14 (160)	≥1.55 (60)	≥2.26 (200)
降低			<1.04 (40)	

资料来源:2016年《中国成人血脂异常防治指南》。

需要提醒的是：有些降血脂药会引起转氨酶升高和肝脏损伤，所以，需要在医生的指导下，选择对肝脏损伤较小的降血脂药。

另外，即使同是脂肪肝患者，血脂的正常范围也不尽相同，比如，伴有高血压、冠心病等疾病的脂肪肝患者，其血脂的正常水平要低于不伴有此类疾病者。

常见降脂药分类及注意事项

药物分类	代表药物	适用范围	注意事项
他汀类	瑞舒伐他汀 阿托伐他汀 普伐他汀 氟伐他汀 辛伐他汀		(1)合并严重并发症，肝肾功能受损禁用。 (1)既往对他汀药物不耐受，或有肌肉疾病不宜使用。 (3)年龄高于75岁不宜使用。 (4)剂量增加1倍只能额外降低6%的LDL。 (5)联合使用能影响他汀代谢的其他药物要注意。 (6)使用后ALT升高超过正常上限3倍应停药；合并胆红素升高应及时停药。 (7)治疗期间出现肌肉不适或无力时，应及时检测肌酸激酶（CK）。血清CK≥5倍正常上限值（5ULN）并排褐色尿或疑似横纹肌溶解症时，应立即停药。 (8)重度肾功能受损患者（肌酐清除率<30毫升/分）禁用。

（续上表）

药物分类	代表药物	适用范围	注意事项
贝特类	非诺贝特	TG>5.7mmol/L，可与他汀联用	(1)肾功能受损不宜使用。 (2)重度肾功能受损患者(肌酐清除率<30mL/min)避免使用。 (3)轻中度肾功能受损,使用非诺贝特应当减低剂量。
烟酸类	维生素B_3		(1)严重的皮肤症状、持续高血糖、急性痛风发作、不能解释的腹痛和胃肠道症状、新发房颤的患者禁用。 (2)用药小剂量开始,逐渐加量。 (3)治疗过程中肝酶升高超过2倍正常上限应停药。
胆汁酸螯合剂	考来烯胺		(1)TG超过300毫克/升(3.4毫摩尔/升)禁用。 (2)TG250~299毫克/分升(2.8~3.4毫摩尔/升)应小心使用,初始使用的4~6周应监测血脂组合。
胆固醇吸收抑制剂	依折麦布		使用后肝酶升高超过正常上限3倍应停药。

治疗篇　早治疗，大逆转

合理用药，很重要

防治其他肝病

脂肪肝合并慢性乙肝、丙肝时,应明确肝脏损伤的主要原因,积极处理并存的肥胖、胰岛素抵抗和酒精滥用;有抗病毒药物治疗指征者,应进行抗病毒治疗,避免肝病进展。

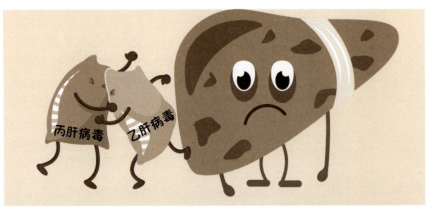

乙肝与脂肪肝

乙型病毒性肝炎(简称乙肝):由乙肝病毒(HBV)引起,以乏力、食欲减退、恶心、呕吐、厌油、肝大及肝功能异常为主要临床表现。部分病例有发热和黄疸;少数病例病程迁延转为慢性,或发展为肝硬化甚至肝癌;重者病情进展迅猛可发展为重型肝炎;另一些感染者则成为无症状的病毒携带者。

有调查显示,在乙肝患者中,脂肪肝有更高的发病率,近20%的乙肝患者合并有不同程度的脂肪肝。一方面,感染上乙肝病毒以后,会导致肝脏功能下降,进而导致肝脏代谢脂肪能力的下降,久而久之形成脂肪肝。另一方面,得了脂肪肝后,肝脏自身的免疫力下降,很容易感染上乙肝病毒,进而形成慢性乙肝。

乙肝合并脂肪肝一般可分为三类:第一类是乙肝患者合并脂肪肝,大多是处于肝炎恢复期时,由于过分强调休息和营养,从而导致突然发胖致脂肪肝发生。第二类是先有脂肪肝,后又感染乙肝病毒。第三类是先存在慢性乙肝病毒感染,后发生脂肪肝。

丙肝与脂肪肝

丙型病毒性肝炎(简称"丙肝"):是一种由丙型肝炎病毒(HCV)感染引起的病毒性肝炎,主要经输血、针刺、吸毒等途径传播。据世界卫生组织统计,全球 HCV 的感染率约为 3%,估计约 1.8 亿人感染了 HCV,每年新发丙型肝炎病例约 3.5 万例。丙型肝炎呈全球性流行,可导致肝脏慢性炎症坏死和纤维化,部分患者可发展为肝硬化甚至肝细胞癌。

临床研究发现,丙肝病毒感染和肝脏脂肪变性(脂肪肝)有着非常密切的关系。资料显示,慢性丙肝合并非酒精性脂肪肝者可达 34.8%~86%。

丙肝合并脂肪肝一般可分为两类:一类是病毒性脂肪肝,主要是指丙肝病毒引起的脂肪肝,特别是丙肝病毒基因 3 型更易引起脂肪肝,其脂肪肝发生率高达 73.2%。 另一类是代谢性脂肪肝。患者感染的主要是非基因 3 型丙肝病毒,可存在高脂血症、糖尿病、肥胖、高血压等代谢综合征的临床表现。

查出丙肝的同时,还要查一下脂肪肝;而查出脂肪肝后,也要反过来查一下丙肝指标。确诊为丙肝的患者,最好作一下丙肝病毒基因分型,这对治疗和预后评估都有益处。

酒精性脂肪肝，需戒酒

酒精性脂肪肝病是由于长期大量饮酒，引发的以肝细胞脂肪变性为主要改变的疾病。

就单纯酒精性脂肪肝来说，如果能够戒酒，预后是比较好的。但是，如果在发生酒精性脂肪肝后继续饮酒，则肝纤维化的发生率可以高达25%，可在数年内出现肝硬化，并且，酒精性脂肪肝所致的肝硬化与肝癌有密切关系。特别是脂肪性肝病在发生发展过程中，不仅损害肝脏，还会造成全身代谢紊乱，影响其他器官的功能。

一般来说，通过戒酒、饮食调理、运动锻炼、实行良好的生活方式，大多数轻度甚至中度单纯酒精性脂肪肝患者的病情可以控制，乃至恢复正常。

如何戒酒才有效

酒精性脂肪肝需完全戒酒或显著减少饮酒量，才能提高生活质量和改善预后。那么，如何戒酒才有效呢？

（1）从思想上认识嗜酒的危害。了解有关酒的知识，认识嗜酒对肝脏的危害，从而下定决心戒酒。

（2）从减量、减少次数开始。例如，每日喝3次的，减为2次，再逐渐减为1次；从每日饮酒，减为数日饮1次，再减为平日不饮酒，逢年过节、亲朋相聚时少量饮，直到最后完全戒掉。

（3）分散注意力。想喝酒时，马上喝茶或找人聊天、下棋，出外走走，进行一些体育锻炼。

（4）家里不存酒。开始戒酒时，决心要大，家里不要存酒，也不要买酒，坚持一段时间会有收效。

（5）防治戒酒综合征。对于酒精依赖者，戒酒初期为了防止戒酒综合征的发生，必要时戒酒期间可以住院，以便对出现的各种情况予以及时处理或治疗。

特别提醒

警惕酒精戒断综合征

酒精戒断综合征的特征是：酒精突然戒断，或比通常摄入的酒精量明显减少时，出现各种精神障碍或躯体功能紊乱，再次饮酒可使症状迅速缓解。酒精戒断综合征通常在末次饮酒后12~48小时发生，轻则颤抖、虚弱、盗汗、胃肠不适，重则出现丰富生动、令人害怕的幻觉，再严重者出现意识模糊、失眠，还有少数患者可出现癫痫大发作。

长期酗酒的人，是不能短时间内马上全部戒断的，只能通过逐步减量，同时增加营养，慢慢完成戒酒过程。如果急于求成，希望一举摆脱酒精的诱惑，骤然放下酒杯之后，非但无法立即与酒"绝缘"，反而会出现酒精戒断综合征，严重时可能有生命危险。

常见戒酒药分类及注意事项

药物分类	代表药物	作用机理	注意事项
阿片受体拮抗药	纳曲酮	用于增加戒酒率及处理酒精戒断综合征	(1)本品有肝脏毒性,可引起转氨酶升高。对肝功轻度障碍者应当慎用; (2)为避免发生戒断症状或戒断症状恶化,在应用纳曲酮之前患者至少应当有7~10天体内确无阿片类物质; (3)应用之前或应用后应定期检查肝功,最好每月查1次
阻断乙醇氧化代谢药	戒酒硫	能促进患者建立对饮酒的厌恶反射	(1)不能连续使用超过3~6个月,时间过长,体内蓄积易出现严重副作用; (2)治疗期间决不能饮用含有酒精的饮料,以防止乙醇-戒酒硫反应; (3)不良反应为:焦虑与濒死感,视物不清,呼吸窘迫,面部及颈部赤红,头痛,血压升高或下降,恶心与呕吐等
对抗和改善乙醇代谢药	美他多辛	通过增加细胞内乙醇和乙醇脱氢酶活性而加快血浆中乙醇和乙醛的清除	(1)不良反应:可使少数患者发生周围神经疾病,暂停服药后多可自然减退; (2)已知对本品过敏者、支气管哮喘患者禁用

经典答疑

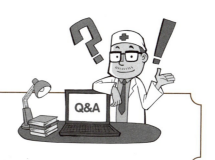

◆ 早期脂肪肝，不吃药能逆转吗？

答：如果没有合并代谢紊乱，单纯性的脂肪肝仅用基础治疗即可，减重、饮食和运动是最佳的治疗方式，通过减少能量摄入、增加消耗，使体重有效降低，体重减到正常范围后，脂肪肝就能逆转，所以早期治疗很重要。

对于那些不仅有肝脏的脂肪变性，还合并有多种代谢紊乱的人，即常说的"五高"患者：血糖高、血脂高、尿酸高、血压高、体重增加，这些情况被统称为代谢综合征。这些患者，则可能需要根据具体情况，进行药物治疗，单纯的饮食运动疗法不足以逆转病情。

中度或重度脂肪肝则必须在医生指导下进行规范治疗，合理用药，因为这两个阶段的脂肪肝患者肝功能已经受损，并出现并发症，不是靠单纯改变生活方式就能解决的。

◆脂肪肝,为何也服降糖药?

答:脂肪肝患者前来就诊,医生根据病情有时会让患者服用二甲双胍。如果医生没有做好说明工作,许多患者依从性较差,不会服用二甲双胍。

其实,二甲双胍除了调节血糖外,还能控制体重,调节脂代谢。二甲双胍能有效降低甘油三酯、总胆固醇和血游离脂肪酸。

国内外有学者将二甲双胍用于非酒精性脂肪肝的防治。多项研究表明,二甲双胍能改善患者肝功能,缩小肝脏体积,在组织学方面则表现为肝脏脂肪变性和炎症坏死显著减轻。目前,二甲双胍已被写入最新的《中国非酒精性脂肪性肝病诊疗指南》中。一般而言,伴有肥胖(或腰围超标),或血糖异常的脂肪肝患者,是二甲双胍的应用指征。

◆脂肪肝合并乙肝,该不该用抗病毒药?

答:对肥胖、脂肪肝、乙肝感染伴转氨酶升高的患者的治疗,通常用抗病毒药物。事实上,患者的肝脏损害并不都是由病毒感染引起的。如果不是由病毒感染引起,抗病毒是没有用的。此外,即使是乙肝引发转氨酶升高,但肥胖和脂肪肝的存在,也会大大降低抗病毒治疗的成功率。为此,慢性病毒性肝炎与肥胖性脂肪肝并存时,应首先考虑减肥。

如果减肥后转氨酶恢复正常,那么其主要矛盾就是肥胖而非病毒感染,此时可不进行抗病毒治疗;如果减肥治疗半年后,转氨酶持续异常,则需要进行抗病毒。毕竟,管好体重比较容易做到,而抗病毒治疗疗程长、成本大。

◆ 补充维生素 E 对脂肪肝有好处吗？

脂质过氧化是脂肪肝发病过程中的重要环节，维生素 E 作为抗氧化剂，可以减少活性氧，减轻脂肪肝的损伤程度。有研究显示，除了多食用富含维生素 E 的食物以外，人为补充维生素 E 对缓解脂肪肝炎症、减缓病程有益。

2012 年美国非酒精性脂肪肝的诊疗指南指出，维生素 E 被推荐为非糖尿病酒精性脂肪性肝炎成人患者的首选治疗药物。维生素 E（生育酚），每日 800 毫克，可改善活检确认非酒精性脂肪肝的非糖尿病成年患者的肝脏组织学，该药可作为此类患者人群的一线药物。

糖尿病患者以及未经肝活检的非酒精性脂肪肝、肝硬化或隐源性肝硬化，由于维生素 E 疗效尚不确定，暂不建议使用维生素 E。

小结

1. 脂肪肝越早发现,越早开始干预,可逆的概率就越大。

2. 治疗脂肪肝以祛除病因为主,在调整生活方式的同时,进行药物治疗。

3. 脂肪肝的防治根本是保持适当体重和腰围。特别是对肥胖性脂肪肝患者而言,减重是最有效的措施。

4. 合并空腹血糖受损、糖耐量异常或 2 型糖尿病的脂肪肝患者,若在改变生活方式 6 个月后,血糖仍无改善,宜使用药物防治糖尿病。

5. 不是所有的脂肪肝患者都需要用保肝药。通常,医生会根据脂肪肝的病因、分型、分期、合并症,以及药物效能和患者的承受能力,合理选用保肝药物。

6. 酒精性脂肪肝,需戒酒。如果在发生酒精性脂肪肝后继续饮酒,则肝纤维化的发生率可以高达 25%,可在数年内出现肝硬化。

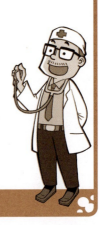

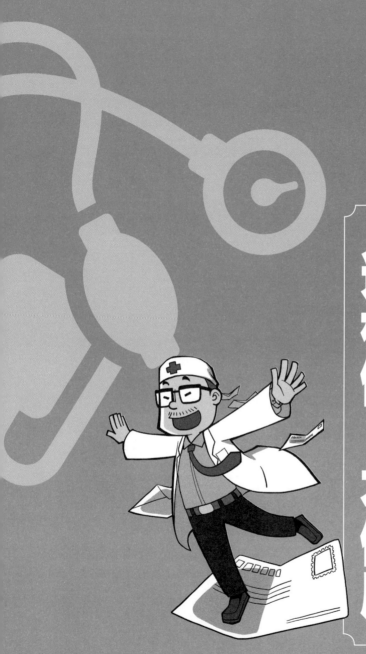

PART 1 "吃"掉脂肪肝

易导致脂肪肝的不良生活习惯

前文说过,脂肪肝是一种生活方式病。得了脂肪肝一般都不会有明显症状,难以自我察觉。如能及时察觉自身的不良生活习惯,及时进行调整,可以达到提早预防脂肪肝的目的。

自我察觉脂肪肝

以下不良生活习惯,你符合几项?

(1) 经常不吃早餐。
(2) 吃饭速度过快。
(3) 长期饮食结构不合理,暴饮暴食。
(4) 爱吃零食,喜食甜食。
(5) 经常吃夜宵。
(6) 饮食过于单一,随便应付。
(7) 应酬多,常饮酒。
(8) 经常大量吃水果,把水果当正餐吃。
(9) 吃半生不熟或烧焦食物。
(10) 常熬夜,睡眠不足。
(11) 不爱运动,多坐少动。
(12) 近几年体重至少增加5千克。

自我判断:

3~4个——有可能得脂肪肝。
5~6个——得脂肪肝的可能性很大。
7个以上——可能出现脂肪肝加重的情况。

生活中尤其要警惕以下几种不良生活方式：

不吃早餐。不吃早餐，会直接导致营养、能量摄入不足。加之上午的工作、学习需要耗费大量能量，长期如此，就会引起营养不良和能量代谢紊乱，从而诱发或加重脂肪肝。

常吃夜宵。长期在晚上进食高热量、高蛋白、高脂肪食物，又缺乏相应的运动，会导致营养过剩，久而久之易形成脂肪肝。

爱吃零食、甜食。吃零食、甜食以女性居多。零食、甜食大多是高热量、低营养食物，长期食用，导致热量聚积、营养缺失，也会引起脂肪肝。

过量和过快摄食。三餐不定时、进食过量、进食过快等不规律的饮食方式，会扰乱身体正常代谢，容易引起脂肪肝。

运动量少。活动过少比摄入过多更容易导致脂肪肝的形成。办公室坐着听电话、回家围着电视机、出门坐汽车，吃多动少，很容易堆积脂肪引起肥胖。

总之，对于脂肪肝的预防来说，养成一个良好的生活习惯才是最重要的。

新启示

早餐吃饱，晚餐吃少：有助预防脂肪肝

美国一项研究利用第三次美国全国健康和营养调查的数据进行评估。结果发现，在9015例被调查成人中，每日进餐次数较多，可以使重度非酒精性脂肪肝和纤维化评分较高的风险降低10%；早餐摄入更高比例的每日总热量，可以使非酒精性脂肪肝的风险降低14%～21%；经常不吃早餐和午餐者，发生肝脂肪变的风险分别增加20%和73%。

简而言之，就是在每日总热量摄入固定的条件下：
(1) 早餐吃饱，晚餐吃少，可以预防脂肪肝。
(2) 少食多餐，可以降低重度脂肪肝和肝纤维化的风险。
(3) 经常不吃早餐和午餐，容易患脂肪肝。

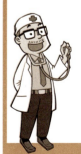

不可不知的膳食平衡宝塔

大多数脂肪肝是吃出来的,那么,能不能"以其人之道,还治其人之身",把它吃回去呢?要想帮脂肪肝减肥,还真得学会如何恰如其分地吃。调整饮食结构,防止营养过剩或营养不足,科学搭配、营养合理,戒除不良习惯是脂肪肝患者主要的保健措施。

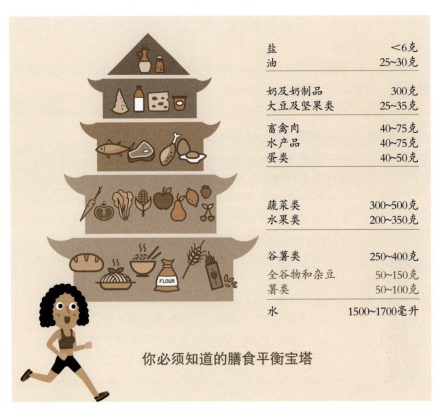

盐	<6克
油	25~30克
奶及奶制品	300克
大豆及坚果类	25~35克
畜禽肉	40~75克
水产品	40~75克
蛋类	40~50克
蔬菜类	300~500克
水果类	200~350克
谷薯类	250~400克
全谷物和杂豆	50~150克
薯类	50~100克
水	1500~1700毫升

你必须知道的膳食平衡宝塔

2016年发布的新版《中国居民膳食指南(2016)》针对健康人群提出6条核心推荐：食物多样，谷类为主；吃动平衡，健康体重；多吃蔬果、奶类、大豆；适量吃鱼、禽、蛋、瘦肉；少盐少油，控糖限酒；杜绝浪费，兴新食尚。

遵循这些原则合理安排自己的饮食，可以避免很多吃出来的疾病。在此基础上，根据各自防病、治病的需要，进行适当调整。

脂肪肝患者的膳食注意

（1）根据病因，脂肪肝患者的饮食原则有所差异。肥胖、高血脂、糖尿病等导致的脂肪肝，应严格控制总热量和脂肪的摄入；酒精性脂肪肝，最重要的是戒酒；营养不良、药物性脂肪肝，则应合理增加营养。

（2）合理控制能量摄入。合理控制每日能量摄入，对脂肪肝防治非常重要。根据体重及体力劳动情况，每个人具体每日的能量摄入有所不同，具体见下文《掌握热量计算方法》。

（3）摄入高蛋白。蛋白质中富含必需氨基酸，有抗脂肪肝作用，胆碱、蛋氨酸等抗脂肪肝因子，可使脂肪变成脂蛋白，继而运出肝脏，防止脂肪浸润。

（4）适当限制脂

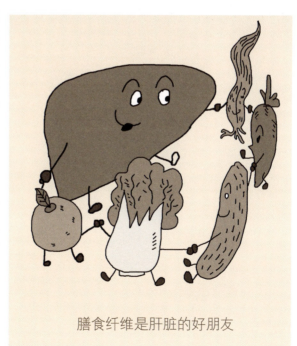

膳食纤维是肝脏的好朋友

肪的摄入：适量脂肪，有抑制肝内合成脂肪酸的作用，但摄入过量，则可使热量增高，对脂肪肝不利。

(5) 膳食中的碳水化合物，主要来源为米、面等主食。脂肪肝患者应少食富含单糖和双糖食品，如高糖糕点、干枣、糖果及冰激凌等。

(6) 增加膳食纤维摄入。膳食纤维可促进肠道蠕动，有利于排便；与胆汁酸结合，可增加粪便中胆盐的排出；可降低糖尿病患者空腹血糖。膳食纤维主要来源为粗杂粮、豆类、蔬菜等。我国大多数人的每日膳食纤维为 10~30 克，脂肪肝患者可增加至 40~60 克。

(7) 增加维生素和微量元素硒的摄入。肝病患者，维生素储存能力下降，应多进食富含维生素的食物。微量元素硒与维生素 E 联用，有调节代谢，防止脂肪肝形成的作用。

(8) 保持合理的饮食习惯和生活方式。脂肪肝患者一日三餐要有规律，饮食清淡，不宜过咸，一般每日食盐以 4~6 克为宜。

掌握热量计算方法

人体每时每刻都在消耗能量,这些能量由食物中的产热营养素提供。食物中能产生热量的营养素有蛋白质、脂肪和碳水化合物。它们经过氧化产生热量供身体维持生命、生长发育和运动。热能供给过多时,多余的热量就会变成脂肪贮存起来,时间久了,身体就胖起来。

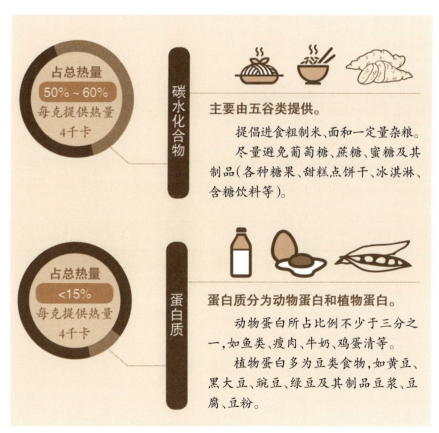

碳水化合物

占总热量 50%~60%
每克提供热量 4千卡

主要由五谷类提供。

提倡进食粗制米、面和一定量杂粮。
尽量避免葡萄糖、蔗糖、蜜糖及其制品(各种糖果、甜糕点饼干、冰淇淋、含糖饮料等)。

蛋白质

占总热量 <15%
每克提供热量 4千卡

蛋白质分为动物蛋白和植物蛋白。

动物蛋白所占比例不少于三分之一,如鱼类、瘦肉、牛奶、鸡蛋清等。
植物蛋白多为豆类食物,如黄豆、黑大豆、豌豆、绿豆及其制品豆浆、豆腐、豆粉。

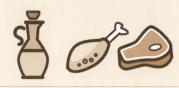

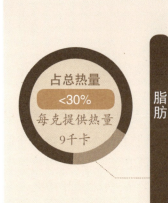

脂肪

占总热量 <30%
每克提供热量 9千卡

提倡饮食中动物性脂肪及植物性脂肪含量均衡，其中动物性脂肪包括猪油、牛油、羊油、黄油、奶油，鱼类除外；而植物性脂肪则有花生油、玉米油、豆油、菜籽油。

避免食用过量胆固醇，主要来自动物的内脏、蛋黄、奶油及肉等动物性食品。胆固醇每日摄入量应小于300毫克。

热量计算三步走

第一步：计算理想体重。

计算公式：理想体重(kg) = 身高(cm) −105

第二步：评价目前体重状况(超过理想体重的百分比)。

计算公式：(实际体重 − 理想体重) / 理想体重 ×100%

目前体重	≥ 40%	≥ 20%	≥ 10%	−10% ~ 10%	≤ −10%	≤ −20%
定义	重度肥胖	肥胖	超重	正常	偏瘦	消瘦

第三步：计算每日总热量。

每日总热量(千卡) ＝ 理想体重 × 热量(千卡 / 千克理想体重 / 每日)

不同形体/劳动强度热量需求

劳动强度	所需热量（千卡/千克理想体重/日）		
	偏瘦/消瘦	正常	超重/肥胖/重度肥胖
卧床休息	20~25	15~20	15
轻体力劳动	35	30	20~25
中体力劳动	40	35	30
重体力劳动	45~50	40	35

身高 160cm、体重 65kg 的轻体力劳动患者，每日基础饮食推荐方案计算如下：

理想体重（kg）= 160 - 105 = 55kg

⬇

目前体重状况 =（65 - 55）/55 = 18.2%

⬇

查表得：该患者超重，轻体力劳动时每日每千克理想体重需热量 25 千卡

⬇

每日所需总热量 = 25 × 55 = 1375 千卡

⬇

按碳水化合物、蛋白质及脂肪提供的热量分别占 60%、15%、25% 及每克碳水化合物、蛋白质及脂肪分别提供 4 千卡、4 千卡、9 千卡计算，三类营养物质可如此分配：碳水化合物 825/4 ≈ 206 克、蛋白质类 206.25/4 ≈ 52 克、脂肪 343.75/9 ≈ 38 克。

三大营养物质所取比例不同，结果不同。以上计算供参考。

脂肪肝不能吃脂肪?

脂肪是美味佳肴的创造者,但其热量密度高,不经意间就会摄入过多热量。因此,脂肪肝患者应限制脂肪摄入。

但是,有的患者对膳食过分强调无脂化,所有的菜肴都用水煮或清蒸,不沾一点油脂。这种无脂化饮食实属矫枉过正。

其实,患脂肪肝的人仍应保持一定的脂肪摄入量,即以低脂饮食为主,而不是将脂肪赶尽杀绝。

适量脂肪为人体健康所必需

脂肪肝患者饮食中必须含适量脂肪。这是因为:①脂肪是人体结构的重要组成部分,是机体储存热量的最好形式,脂溶性维生素的吸收、细胞代谢、激素功效的发挥,以及机体的防御功能,都与脂肪的摄取和吸收有密切关系;②脂肪中的必需脂肪酸参与磷脂的合成,能将脂肪从肝脏内运出,对预防脂肪肝有利;③脂肪还有抑制肝脏合成脂肪酸的作用。

因此,脂肪肝患者即使存在肝功能障碍,也不必过分地限制脂肪摄入。

如何健康吃脂肪

推荐脂肪肝患者每日脂肪摄入占全部食物热量的20%左右。同时注意以下几点:

(1) 炒菜用油以植物性油脂为主,如橄榄油、菜籽油、葵花子油等,尽量避免含饱和脂肪酸过多的油脂,如猪油、牛油、羊油、黄油、奶油等。植物油和动物油的不同在于,植物油的不饱和脂肪酸含量很高,而动物油则含有较多的饱和脂肪酸和胆固醇。

炒菜用油以植物性油脂为主,如橄榄油、菜籽油、葵花子油等。

(2) 警惕隐性脂肪的摄入。有些脂肪是看不见的,如鸡鸭鱼肉、奶类、蛋类、坚果等。尽量选用去皮鸡鸭肉、低脂牛奶,吃少油豆制品。

(3) 烹饪时尽量少用油。

(4) 不食黄油、猪油、肥肉、动物内脏;吃脑髓、鱼子要限量;吃肉时,尽量把看得见的肥肉剔除。

(5) 少摄入含有反式脂肪酸(氢化油脂、人造黄油、起酥油等)的食物,因其可降低高密度脂蛋白(对人体脂代谢有利)、升高低密度脂蛋白(对人体脂代谢不利),加重血脂代谢紊乱和肝细胞内脂质代谢紊乱,增加代谢综合征的发病风险。

小知识

标注反式脂肪为 0 ≠ 不含反式脂肪

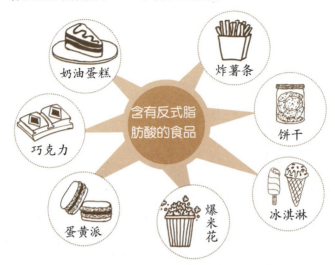

反式脂肪酸,主要来源是部分氢化处理的植物油。日常生活中,含有反式脂肪酸的食品很多,如蛋糕、糕点、饼干、面包、沙拉酱、炸薯条、爆米花、巧克力、冰淇淋、蛋黄派等松软香甜、口味独特的含油(植物奶油、人造黄油等)食品,都可能含有反式脂肪酸。

卫生部2007年12月颁布的《食品营养标签管理规范》规定,食品中反式脂肪酸含量 ≤ 0.3g/100g 时,可标示为0。这也是为什么有些食品配料表里明明有植脂末、氢化油,但是标签中标注反式脂肪为0的原因。购买食品时应仔细,因为标注反式脂肪为0的食物不一定就不含有反式脂肪。

正确看待食物中的胆固醇

胆固醇,又称胆甾醇,是一种脂类物质,广泛存在于动物体内,尤以脑及神经组织中最为丰富,在肾、脾、皮肤、肝和胆汁中含量也高。胆固醇不仅参与形成细胞膜,而且是合成胆汁酸、维生素D以及甾体激素的原料。

长期过量摄入胆固醇,可引起血脂异常、动脉粥样硬化和脂肪性肝纤维化。但是,含胆固醇的食物中还富含其他营养物质,如果过分忌食,容易引起营养失衡。因此,应正确看待胆固醇,适量摄入为好。对于健康成人,膳食中的胆固醇不必过分限制。伴有高胆固醇血症的脂肪肝患者,每天胆固醇的摄入量应低于150毫克。

胆固醇分"好"和"坏"

低密度脂蛋白胆固醇(简称LDL-C),能对动脉造成损害;而高密度脂蛋白胆固醇(简称HDL-C),则具有清洁疏通动脉的功能。

坏胆固醇(LDL-C)
导致血流中胆固醇的堆积。

好胆固醇(HDL-C)
调节LDL储存,促进其排泄。

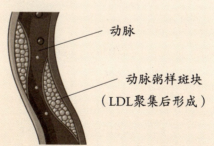

胆固醇存在于动物性食物之中,不同的动物以及动物的不同部位,胆固醇的含量也不同。一般而言,家畜肉的胆固醇含量高于禽肉,肥肉的胆固醇含量高于瘦肉,贝壳类和软体类的胆固醇含量高于一般鱼类,蛋黄、鱼子、动物内脏、动物脑、骨髓的胆固醇含量较高。

通常,将每100克食物中胆固醇含量低于100毫克的食物称为低胆固醇食物,如猪瘦肉、牛瘦肉、羊瘦肉、鸭肉等。将每100克食物中胆固醇含量为100~200毫克的食物称为中度胆固醇食物,如草鱼、鲫鱼、鲢鱼、黄鳝、河鳗、甲鱼、蟹肉、猪排、鸡肉等。将每100克食物中胆固醇含量为200毫克以上的食物称高胆固醇食物,如猪肾、猪肝、猪肚、蚌肉、蛙肉、蛋黄、蟹黄等。伴有高胆固醇血症的脂肪肝患者应尽量少吃或不吃高胆固醇的食物。

常见高胆固醇食物与含量
(每100克食物的胆固醇含量)

食物名称	含量(毫克)	食物名称	含量(毫克)	食物名称	含量(毫克)
猪脑	2571	鸭肝	341	乌贼鱼	226
牛脑	2447	蟹黄	466	鱿鱼	268
羊脑	2004	蚬肉	257	牛肝	297
咸鸭蛋	647	鸡肝	356	蛤蜊	156
虾米	525	猪肝	288	蚶子	89
鹅蛋	704	羊肾	289	河蟹	267
鸡蛋	585	牛肾	295	牛肺	306
虾皮	428	凤尾鱼	117	鸡肫	174
鹌鹑蛋	515	羊肺	319	鸭肫	153
鸭蛋	565	猪肺	290	猪大肠	137

资料来源:中国食物成分表(2009年版)

含中等量胆固醇(100～200毫克/100克)的食物有：

猪心、猪舌、猪肥肉、猪肚、猪大肠、猪肉松、腊肠、肥牛肉、猪排骨、鸡肉、猪夹心肉、鸭肉、红肠、花鲢、青鱼、河蟹。

含低量胆固醇(低于100毫克/100克)的食物有：

瘦肉、兔肉、黄鱼、带鱼、去皮鸡肉、鲤鱼、鳝丝、方火腿、白鱼、海蜇皮、牛奶、海参。

维持好胆固醇，降低坏胆固醇

1. 减少脂肪摄取量

选用瘦肉，瘦肉中也含有一些肉眼看不见的油脂，选择瘦肉时应按脂肪含量多寡依次选用：去皮鸡肉、鱼肉(不含鱼腹肉)、去皮鸭肉、牛肉、羊肉、猪肉；瘦肉旁附着的油脂及皮层应全部切除。

2. 选择少油的烹调方式

多用清蒸、水煮、清炖、烤、卤、凉拌等各种不需放油或少用油的烹调方法；禁用油炸方式烹调食物；用煎、炒方式制作时，以选用少量的植物油为宜。肉类卤、炖汤时，应冷藏后将上层油脂去除，再加热食用。

3. 以植物油取代动物油

以富含单不饱和脂肪酸(橄榄油、芥花油)或富含多不饱和脂肪酸(葵花油、大豆油、玉米油)的植物油取代动物性油脂，可以降低坏胆固醇LDL。

4. 均衡饮食

增加五谷根茎类、水果类、脱脂奶等食物，以补充因脂肪受限制而减少的热量。

蛋白质摄入,要均匀

有些人以为,患了脂肪肝,就应以素食为主,尽量少吃荤菜。殊不知,过度素食会导致机体蛋白质摄入不足,进而加剧肝脏内的脂肪沉积。

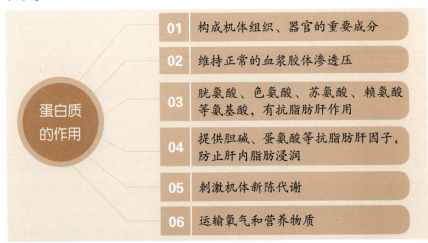

蛋白质的作用
01 构成机体组织、器官的重要成分
02 维持正常的血浆胶体渗透压
03 胱氨酸、色氨酸、苏氨酸、赖氨酸等氨基酸,有抗脂肪肝作用
04 提供胆碱、蛋氨酸等抗脂肪肝因子,防止肝内脂肪浸润
05 刺激机体新陈代谢
06 运输氧气和营养物质

蛋白质由 20 多种氨基酸构成,其中有 8 种无法在人体内合成,需从食物中摄取。

鱼类、肉类、蛋类、奶类、大豆类及其制品富含优质蛋白质,脂肪肝患者应适量摄入。

牛奶和奶制品富含蛋白质、乳糖、钙、维生素,以及肉类中缺乏的磷脂,是脂肪肝患者的最佳保健食品之一。如合并有高脂血症,可选择低脂或脱脂牛奶。为了能让氨基酸更好地在体内发挥作用,做好从鱼、肉、蛋等不同食物中摄取氨基酸,使蛋白质摄入均匀。

从预防高脂血症和冠心病的角度考虑,每日动物蛋白质的摄入量最好控制在蛋白质摄入总量的 30%~50%。

常见食物的蛋白质含量 　　　　　　　　单位：克/100克

食物	蛋白质	食物	蛋白质
牛奶	3.0	小米	9.0
草鱼	16.6	高粱米	10.4
鸡蛋	13.3	粳米	7.7
鸡肉	19.3	籼米	7.7
羊肉	19.0	玉米（干）	8.7
牛肉	19.9	玉米面	8.1
猪肉	13.2	小麦粉	11.2
花生仁（生）	24.8	马铃薯（土豆）	2.0
赤小豆	20.2	甘薯（红薯）	0.2
绿豆	21.6	蘑菇（干）	21.1
黄豆	35.0	紫菜（干）	26.7

蛋白质的互补作用

　　两种或两种以上食物蛋白质混合食用，其所含的必需氨基酸取长补短，相互补充，可达到较好的比例，从而提高蛋白质利用率，称为蛋白质互补作用。例如，玉米、小米、黄豆单独食用时，其生物价分别为60、57、64，如果按 40%、40%、20% 的比例混合食用，其生物价可提高至73。这是因为，玉米中的赖氨酸含量较低，蛋氨酸相对较高；而黄豆中的蛋白质恰恰相反，混合食用时可达到相互补充的作用。

　　为充分发挥食物蛋白质的互补作用，在调配膳食时，可遵循以下三个原则：

　　（1）食物生物学种属越远越好，如动物性和植物性食物之间的混合比单纯植物性食物之间的混合要好。

　　（2）搭配的种类越多越好。

　　（3）不同食物的食用时间越近越好，同时食用最好。

控制碳水化合物的摄入

当膳食中碳水化合物过多时,就会转化成脂肪贮存于身体内,使人过于肥胖而导致各类疾病,如高脂血症、糖尿病、脂肪肝等。

根据《中国非酒精性脂肪性肝病诊疗指南(2010年修订版)》,脂肪肝患者的碳水化合物摄入是50%~60%。

碳水化合物包括三种类型:糖、淀粉类和纤维。糖类是简单的碳水化合物,而淀粉是复杂的碳水化合物,它们最终被分解为葡萄糖,作为身体的燃料进入血液循环当中。

糖类消化速度很快,可以迅速提高血糖,而大多数淀粉需要较长的消化时间。但精制碳水化合物,如白面和白米是例外。用经过高度加工的谷物制成的淀粉类,已经丧失了原来的膳食纤维,它们在人体内的消化过程反而与糖类更加接近。它们被迅速地消化和吸收,提高血糖水平,并促进人体分泌胰岛素来应对。

碳水化合物比脂肪更可怕?

当碳水化合物的摄入量超过了身体即时消耗和能量储存的需要,可能导致胰岛素抵抗,引起脂肪肝、糖尿病等疾病。

100多年前,一位名叫威廉·邦庭的肥胖英国男子用低碳水化合物的饮食方法成功减肥。随后,他写了一本题为《给肥胖人士的信》的书,在公众中掀起热潮,但却遭到了医学界的嘲笑。一个多世纪以后的今天,邦庭的理论终于幸运地被证明是科学和有效的。20世纪70年代,心脏病专家罗伯特·阿特金斯博士证明碳水化合物含量高的食物会刺激胃口、增大食欲、使人发胖,而且还会诱发2型糖尿病。

阿金斯博士的实验还证明低碳水化合物饮食可以在短时间内促进体重下降。

30年前,阿特金斯提出,面包、马铃薯和面食对人类健康无益的理论,被当时的营养学家斥为谬论。以前的医学营养界只认为脂肪是人类健康的罪魁祸首。然而,越来越多的专家认为阿金斯的理论是有一定科学道理的。

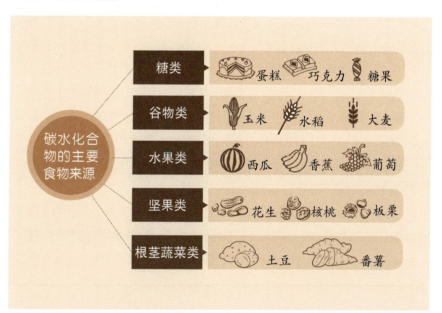

选择健康的碳水化合物食物

碳水化合物在人体内,一般被分解成单糖后被吸收。单糖、双糖在体内被分解和吸收的速度相对较快,容易使血糖迅速上升,能量过剩时,易转化为脂肪。

对脂肪肝的防治而言,控制碳水化合物的摄入量非常重要,尤其要控制摄入含有大量果糖和蔗糖的食物。

为了区别出对健康不利的碳水化合物,营养学家通常用"血糖生成指数"(简称 GI)来衡量其好坏。GI 越高,它使血糖水平升高越剧烈,就越"坏"。因为血糖升高越剧烈,就会刺激身体分泌更多胰岛素来降血糖,而胰岛素另外的作用是促进糖原、脂肪、蛋白质合成,对肥胖、糖尿病等有一定促进作用。

小知识

血糖生成指数(简称 GI)

食物的血糖生成指数,是指一种食物能够引起餐后血糖升高多少的能力。一般而言,血糖生成指数大于 70 的食物称为高血糖指数食物,它们进入胃肠后消化快,吸收率高,葡萄糖释放快,血糖升高快;血糖生成指数小于 55 的食物为低血糖生成指数食物,它们在胃肠中停留时间长,吸收率低,葡萄糖释放缓慢,相对而言,对餐后血糖升高影响较小。

一般把血糖生成指数在 55 以下的食物称为低 GI 食物;血糖生成指数在 55～70 之间的食物称为中 GI 食物;血糖生成指数在 70 以上的称为高 GI 食物。

主食：适当搭配全谷物

我们摄取的绝大部分碳水化合物来自粮谷类，包括稻米、小麦、玉米、小米、黑米、荞麦、燕麦、薏仁米、高粱等。

全谷物 vs "白"谷物

精制碳水化合物，代表食物如白馒头、白米饭等，它们拥有迷惑人的精美外表和细腻口感，这些经过高度加工的谷物，已经丧失了原来的膳食纤维和绝大部分营养，它们在人体内的消化过程与糖类极为接近，迅速地被消化和吸收，短时间内提升血糖水平。肥胖人群应适当减少精白米面的摄入量。

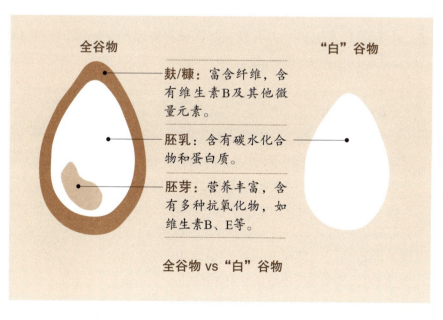

全谷物 vs "白"谷物

全谷物
- 麸/糠：富含纤维，含有维生素B及其他微量元素。
- 胚乳：含有碳水化合物和蛋白质。
- 胚芽：营养丰富，含有多种抗氧化物，如维生素B、E等。

"白"谷物

《中国居民膳食指南（2016）》推荐"每天摄入谷薯类食物250~400克"，其中"全谷物和杂豆类50~150克"。美国2010年的膳食指南中就已明确建议市民每天进食的谷物中至少有一半是"全谷物"。

全谷物指的是未经精细加工的原生态完整谷物，包括麸／糠、胚乳和胚芽三个部分，没有经过精细加工，保存了谷物最完整的营养特质。全麦食品是我们中国人饮食中最普遍、吃得最多的全谷物。其他全谷物包括大麦、玉米、小米、藜麦、糙米、燕麦、高粱、黑小麦、荞麦以及野生稻米等。

全谷物中，不仅膳食纤维较高，谷物中的营养成分也极大程度地保留下来。我们常吃的普通面粉、精米等的主要营养成分是淀粉、蛋白质和少量维生素，而维持机体健康所需的大量维生素、矿物质则蕴含在麸皮里，所以全谷物食品能给人体更全面的营养。

如何在日常饮食中融入全谷物

已吃惯了口感更好的"白"谷物，那些硬硬的糙米实在不如白米那么软糯好吃，怎么办？下面是一些将全谷物融入饮食的小秘诀，轻松保证足够的全谷物食用分量。

● 用热水泡

煮糙米或其他不易软烂的全谷物前，先用热水泡1小时（或干脆过夜），再延长一倍的时间来煮，这样煮出来的糙米，里面的胚乳就可以全面展开来，变得很软又很香甜。有些电饭锅有煮糙米这一选项的特别功能，使用时选择这个功能煮出来的糙米也不会很硬难嚼，甚至比白米饭的香味更浓郁。

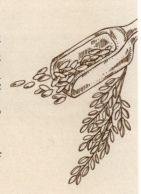

● 在白米中加燕麦

如果实在不喜欢吃糙米,也可以选择在煮白米饭时加入一些小米、燕麦或杂豆,例如红豆、绿豆等,同样可以提高营养价值。同时还可以加一些红枣提味。

● 用荞麦面代替白面

煮面时,可以选择用荞麦面代替白面,健康又美味。

● 用全麦面包代替白面包

选择面包的时候,选择用全麦面包代替白面包。如果觉得口感不佳,可以把面包两面烤一下,会变得酥脆,再做成三明治或者配上果酱、榛子酱等,口感香脆,好吃又健康。

新启示

吃全谷物相当于健走 30 分钟

英国《每日邮报》刊登新研究发现,将部分精米替换为高纤维全谷物,每天就能多消耗 100 千卡的热量,这相当于健走 30 分钟。

美国马萨诸塞州塔夫茨大学研究人员将受试人员分为两组,他们每天饮食的总能量、总脂肪、果蔬量和蛋白质摄取量差不多,唯一不同的是谷物来源。一组摄取全谷类食物,比如糙米、全麦,另一组吃精白米面。研究发现,女性每天摄取 85 克全谷物、男性每天摄取 113 克,可多消耗 100 千卡热量。用全谷物替代部分精白米面,能加快新陈代谢,消耗更多热量,减少肥胖风险。

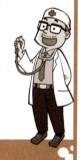

小知识

一种"不吃米饭"的减肥法

阿特金斯减肥法在国外风靡已久,用最简单的词汇来描述,就是"不吃米饭",即极少的碳水化合物摄入。阿特金斯博士认为,假如完全去掉碳水化合物的摄入,代以大量的脂肪和蛋白质,那么人体将会从糖代谢转为脂肪代谢,从而消耗掉身体的大量脂肪。水果蔬菜则不需要特别限制。

这个理论用于减肥,短期的确有效果。而且减掉的,大部分是脂肪。体脂降下来,健康效应也因此呈现。但同时,对阿特金斯减肥法的质疑也不少。

营养学家称,这种方法破坏了人体的均衡饮食,又可能导致潜在的心血管病风险,会影响人体的健康。此外,在低碳水化合物高蛋白质饮食状态下,人体会生成大量酮体,极大增加了肝脏和肾脏的负担。

因此,大部分国内医学专家都建议,如果需要短期内减重,可以考虑阿特金斯减肥法,但是此方法不可长期使用,以免影响身体健康。

脂肪肝吃什么蔬菜好

蔬菜热量低,含有丰富的、人体所需的多种维生素、纤维素、无机盐以及微量元素铁、钙、铜等,这些维生素以及矿物质可促进肝细胞的再生与修复。蔬菜中含有的膳食纤维,可增加肠道蠕动,降低胆固醇吸收量。

有相关统计数据表明:多吃蔬菜的人比不爱吃蔬菜的人群,肝细胞癌的发生率下降20%。

对脂肪肝患者而言,有益的蔬菜非常多,不局限于以下所举,可在生活中多样挑选、交替食用。

真菌类蔬菜

蘑菇、香菇、黑木耳、银耳等菌类食品,营养丰富,属于高维生素、低脂、低糖、低盐、低热量的脂肪肝理想性蔬菜。其富含的营养素,协同机体清除肝内的脂肪,起到护肝且降脂的作用;其含有的多元维生素及微量元素,有助于受损肝细胞的修复与再生。

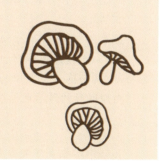

芹菜

芹菜中含有膳食纤维、碳水化合物、维生素、矿物质等营养成分,不但营养丰富,而且有药用价值,可起到很好的减肥、降脂、降胆固醇、消炎、止血等功效。

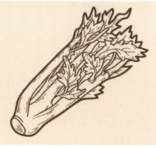

西红柿

西红柿含有丰富的胡萝卜素，B族维生素、维生素C，具有健脾消食、清热解毒、凉血平肝等功效，可降低血中胆固醇含量，经常食用对脂肪肝、高脂血症的患者很有益处。

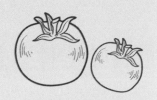

洋葱

洋葱富含胡萝卜素、维生素B_1、烟酸等多种维生素，具有降低胆固醇和血脂的作用。

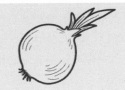

黄瓜

黄瓜中含有的细纤维成分有促进肠道毒素排泄和降胆固醇的作用；含有的丙醇二酸，可抑制糖类物质转化为脂肪，对脂肪肝的防治非常有益。

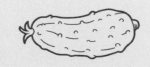

海带

海带含丰富的牛磺酸和食物纤维褐藻酸，可在一定程度上抑制胆固醇的吸收，促进其排泄，从而降低血液中的胆固醇含量，经常食用对脂肪肝的防治也是很有益处的。

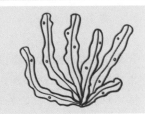

百合

百合中不仅含多种氨基酸及去脂的抗氧化成分，而且百合中含有的脱甲秋水仙碱，还可有效防止脂肪肝性肝炎向肝纤维化、肝硬化的进展。

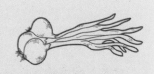

萝卜

萝卜中的芥子油和膳食纤维可促进胃肠蠕动，有助于胆汁分泌、脂肪的代谢、体内废物的排出。

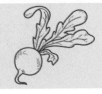

水果虽好，适可而止

既然说脂肪肝患者要少吃油荤,那水果应该可以多食吧?

其实不然,脂肪肝患者吃水果要适可而止。因为水果含有一定的糖分,特别是有些水果富含单糖和双糖,如果长期过多进食,可能导致血糖、血脂升高,不适合肥胖、伴有糖尿病或高血脂的脂肪肝患者。

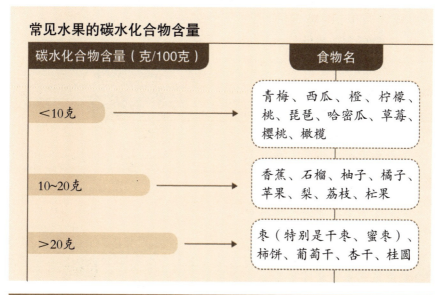

常见水果的碳水化合物含量

碳水化合物含量（克/100克）	食物名
<10克	青梅、西瓜、橙、柠檬、桃、琵琶、哈密瓜、草莓、樱桃、橄榄
10~20克	香蕉、石榴、柚子、橘子、苹果、梨、荔枝、杧果
>20克	枣（特别是干枣、蜜枣）、柿饼、葡萄干、杏干、桂圆

越高档的水果,糖度越高

水果中的"糖",是指其所含碳水化合物的总量,判断是否高糖,应从其所含碳水化合物的量来看。

现在大商场里出现的高档水果,一般都很甜很好吃。而越甜越好吃的水果,其碳水化合物的含量也越高,过度食用会给肝脏带来不好的影响。

光靠口感判断水果"糖"度不靠谱

很多人认为,不甜的水果,含糖量肯定会少。这其实是一个误区,水果口感不甜,含糖量却未必少。有些吃起来不甜的水果,比如火龙果、猕猴桃,口感偏酸,但数据显示,其糖度并不低。

这样吃水果才对

脂肪肝患者可以吃水果,水果富含水分、维生素和纤维素,对健康有益。但因水果同时也富含糖分,故不可多吃,每天150~250克为宜。

宜选西瓜、樱桃、哈密瓜、琵琶、柠檬等含糖量低的水果。

香蕉、橘子、荔枝等含糖量中等的水果,不宜多吃。

尽量不要吃干枣、蜜枣、柿饼、葡萄干等含糖量高的水果。

可用胡萝卜、黄瓜、番茄等蔬菜来代替水果。

吃水果时尽量控制与谷类、薯类等食物同时摄入的量,因为它们都属于高碳水化合物食物。

注意吃水果的时间,推荐早饭后食用。因为晚上活动量减少,晚饭后吃水果容易导致脂肪肝和肥胖。

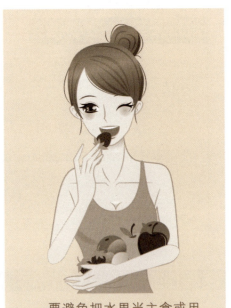

要避免把水果当主食或用水果代替蔬菜的不良饮食习惯,特别是女性朋友。

脂肪肝的饮水须知

对肥胖型脂肪肝患者来说,每日摄入适量的水,有助于肾脏功能的正常发挥,以及促进肝内脂肪代谢。

一般成人每日饮水量在2000毫升左右,肥胖者因体内水分比正常人少15%~20%,故每日饮水应在2200~2700毫升,但不要一次性饮水过多,以免给消化道和肾脏造成负担。

白开水、矿泉水:最佳选择

脂肪肝饮用水的最佳选择是白开水、矿泉水,以及清淡的绿茶、花茶。

营养过剩性脂肪肝患者建议在饭前20分钟饮水,可使胃有一定的饱胀感、减低食欲、减少进食量,有助于减肥。

在睡前饮水,可防止夜间血液黏稠度过高,减少脑卒中和心血管疾病的发生。

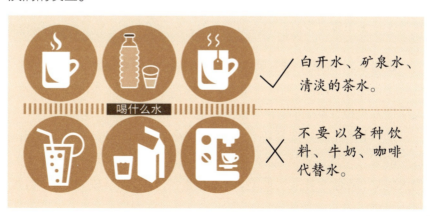

清淡的茶水：有助于降脂

对脂肪肝患者来说，选择适宜的茶品种，在调脂、减肥、健脾、疏肝理气等方面有一定帮助。可选择红茶、绿茶、乌龙茶、普洱茶、白茶、黑茶等，有降脂、减肥效果，其含有的茶多酚等有效成分，可促进机体新陈代谢及用于脂肪肝的辅助治疗。

需提醒的是，脂肪肝患者不宜饮用太浓的茶。因为浓茶里的茶多酚高而且刺激性很强，容易引起肠胃不适。日常饮用以清淡的茶水为宜。

两款中药茶饮

枸杞菊花茶

枸杞子15克，菊花10克。洗净，用开水冲泡10分钟。

功效：甘甜可口，适用于脂肪肝伴有的目涩口干。

山楂绿茶

鲜山楂3个，绿茶3克。

将鲜山楂洗净切片，敲碎核，与茶叶同放入杯中，用沸水冲泡，加盖闷15分钟左右即可饮用。可冲泡3~5次。

功效：消食健胃、解毒降脂。适用于各类脂肪肝患者。

含糖饮料、果汁：尽量避免

碳酸饮料和果汁的主要成分是果糖，果糖可直接到达肝脏，在肝脏转化为脂肪。因此，果糖能增加患上脂肪肝的风险。相关研究显示，长期摄入高糖饮料，可能会导致肝功能衰竭。

购买饮料，最好选择不含果糖的饮品，或者饮用自制的蔬菜汁。自制的果汁不建议多喝，因其中含有一定量的果糖。要想获得水果的最大好处，又避免肝损伤风险，建议吃整个水果，因其中含有纤维，可阻止果糖吸收。

喝酒时的饮食建议

酒的主要成分为酒精（乙醇），进入人体后可经肝脏分解、解毒和排泄。酒精在肝细胞浆内的乙醇脱氢酶（ADH）的作用下转化为一种叫乙醛的化学物质，它对肝细胞产生毒害，影响肝脏代谢，使脂质过氧化，伤害肝细胞膜。长期过量饮酒，会引起肝脏生理病理性改变，其发展过程为酒精性脂肪肝—酒精性肝炎—酒精性肝硬化"三部曲"。

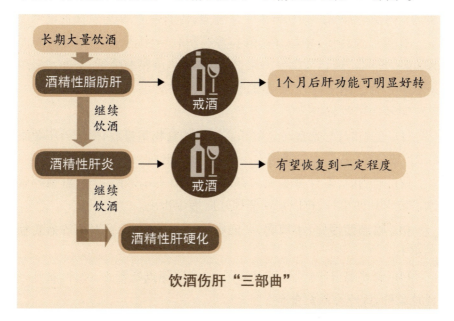

饮酒伤肝"三部曲"

酒精性脂肪肝，需戒酒

对于因为酗酒而导致的酒精性脂肪肝患者而言，治疗脂肪肝的最有效方法是戒酒。研究证实，酒精性脂肪肝和酒精性肝炎患者戒酒

4~6周后,病情可明显好转。

对于人数更加众多的、因为肥胖导致的脂肪肝患者而言,不饮酒或饮酒不过量,能最大限度地减少酒精对肝脏的刺激,从而使单纯性脂肪肝不轻易走上脂肪性肝炎之路。

在戒酒的同时,要建立起科学的生活方式,生活要有规律,劳逸结合;保持良好的情绪;在注重膳食平衡合理的基础上,保证热量和多种维生素、优质蛋白质的摄入,并坚持适度运动,为肝脏"减肥"。

应酬场合饮酒,做好防护

亲朋相聚、工作应酬,免不了跟酒打交道。通常,在同等量下,高度酒对肝脏等器官的损伤要大于低度酒,在酒席上,最好选择低度酒。

在烫热过程中,甲醇、醛、醚类等有机化合物,会随着温度升高而挥发掉,同时乙醇也会挥发一些,使酒精的浓度稍有降低,从而减轻对肝脏的伤害。所以,白酒和黄酒温着喝,伤害更小。

喝酒时的饮食建议:

(1) 喝酒前,先吃富含淀粉和高蛋白的食物垫垫底,但千万不要吃腊肉、咸鱼等,它们会与酒精发生反应,更伤肝脏。

(2) 喝酒时,要注意多喝白开水,只要有不喝酒的间隙,就最好喝水。或点杯西瓜汁,可以加速酒精从尿液中排出。

(3) 喝酒要慢些,小口喝,一通猛灌不仅易醉,而且对胃等器官损伤更大。

(4) 倘若喝得不舒服,甚至醉酒了,可以喝点蜂蜜水、果汁、番茄汁或芹菜汁,或吃点新鲜葡萄。

在外就餐，这样安排

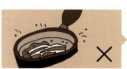
（1）尽量不点油炸、油煎、香酥、干锅、"水煮"之类的菜式。

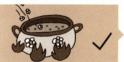
（2）可以多点些蒸、煮、炖、凉拌的菜肴。

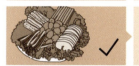
（3）凉菜里一定要多点些清爽的生蔬菜，比如"大拌菜""大丰收"之类。

（4）主食尽量点"五谷丰登""杂粮筐"之类，不吃或少吃餐馆的精白细软或者油炸油煎的"主食"。

（5）少喝老火汤和炖汤；因为汤里都是油脂和嘌呤，蛋白质氨基酸等营养物质很少。

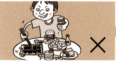
（6）在外饮食只能半饱，决不可吃到十分饱。

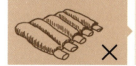
（7）那种分量较大的油腻肉类菜，比如什么蒜香骨啊，烤羊肉啊，牛仔骨啊，尽量不要动筷子。

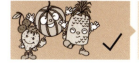
（8）担心晚上饿，可以回家后吃点素菜或水果。

可预防脂肪肝的饮食顺序

进食时,以"蔬菜、海藻、菌类"→"鱼、肉、蛋、豆制品"→"汤类"→"米饭、面食"的顺序吃,有助于预防脂肪肝。

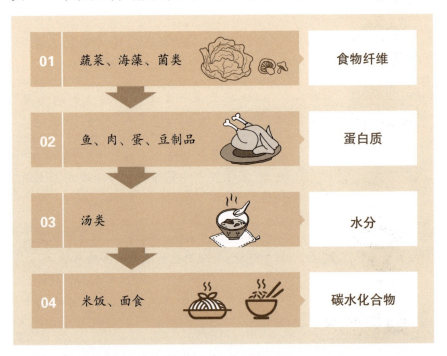

最开始是蔬菜、海藻、菌类食物,因为它们含有丰富的食物纤维,可以延缓人体对糖的吸收。其次是鱼、肉、蛋、豆制品,可以充分补充蛋白质。吃主食之前先喝一些汤,补充水分,同时使肚子有饱胀感,可以减少主食的摄入量,也就相当于减少了碳水化合物的摄入。

除了在家里,外出就餐也最好遵循此饮食顺序。

经典答疑

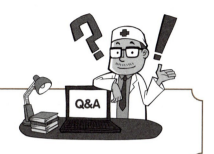

◆脂肪肝患者能不能吃鸡蛋？

答：鸡蛋不是脂肪肝患者的禁忌食物，因为鸡蛋营养价值很高，富含优质蛋白、胆固醇、卵磷脂等有益成分。脂肪肝患者适量吃鸡蛋是有益的。

鸡蛋中含有人们所顾虑的高胆固醇，尤其是蛋黄，过量吃鸡蛋会引起胆固醇升高，诱发高血脂、肥胖等疾病。对普通人而言，一天吃1~2个鸡蛋就足够了。对于脂肪肝患者来说，每天吃的鸡蛋黄最好不超过1.5个，可选择进食富含优质蛋白的鸡蛋清。合并高胆固醇血症的脂肪肝患者，每周吃的鸡蛋不宜超过4个。

鸡蛋的烹调方式，选择水煮为佳。煎鸡蛋要尽量少吃，因为煎鸡蛋容易变焦，且煎鸡蛋会使油摄入过多，对脂肪肝无益。

◆吃夜宵会导致脂肪肝吗？

答：有许多资料称，夜宵是脂肪肝的罪魁祸首，认为夜间进食后人体缺乏活动，容易出现肥胖，导致脂肪肝。

其实，这种观点存在一定的偏颇。正常的一日三餐比例是，早餐30%、午餐40%、晚餐30%。但是，有些人的生活习惯、工作性质不同,他们一般不吃早餐直接吃午餐,晚餐后还需继续工作到半夜,自然有吃夜宵的习惯。

脂肪肝跟一天总的热量摄入有关。只要控制好总热量的摄入与能量消耗之间的平衡,一天分成多餐饮食也没问题,吃夜宵不会对身体造成多大的危害。但对于轻体力劳动者来说,则建议尽量避免吃夜宵,以免摄入过多热量。

◆营养不良性脂肪肝饮食需注意什么?

答:营养不良有轻、中、重之分。轻、中度营养不良性脂肪肝患者,一般采用食疗;重度营养不良性脂肪肝患者,在选择食疗的同时,还需静脉营养支持治疗。

饮食以高能量、高蛋白、富含维生素及低膳食纤维为原则。在补充高蛋白的同时,还应注意蛋白质的质量,以补充优质蛋白为主,如牛羊肉、鱼肉、蛋类、大豆类及其制品等。避免高脂饮食的过量摄入,脂肪摄入以能满足机体所需即可。不要偏食,防止某种营养素缺乏。

如果长期营养不良,往往消化功能减退,补充营养食物时应量力而行、循序渐进,必要时可补充消化酶。重度营养不良者,消化功能更弱,对食物耐受差,可先少量进食脱脂奶等高质量蛋白食物,待消化功能恢复后,再进一步补充营养丰富食物。

PART 2 ▶
动起来，赶走脂肪肝

脂肪肝，怎样运动才对

一般来说，慢性脂肪肝患者、无严重并发症的脂肪肝患者均可在医生指导下进行合适的运动。其中，伴胰岛素抵抗和体重超重者最适合运动疗法。

单纯饮食控制时，机体的基础代谢率降低，热量消耗减少；若辅以体育锻炼，则可使热量消耗增加。同时，运动还可减少单纯低热量饮食造成的机体蛋白质丢失，促使更多的脂肪分解，使机体的构成发生有益的变化。在运动的同时，既增强了体质，提高抗病能力，也有助于控制血糖、降低血脂和血压，并促进肝内脂肪沉积消退。

有氧运动最合适

脂肪肝患者的运动治疗以锻炼全身体力和耐力为目标，宜选择全身性、中等强度、较长时间的有氧运动，适当配以短时间、能承受的无氧运动。

有氧运动是指可以边充分呼吸边进行的运动，例如中快速步行（115～125步/分钟，可在室外进行，也可在跑步机上进行）、慢跑、做广播体操、骑自行车、游泳、跳舞、打羽毛球、跳绳、打太极拳等。与之相反，需要屏住呼吸进行的短跑、举重等则属于无氧运动项目。

可根据自己的爱好、原有的运动基础、肥胖程度、体质、居住环境以及性别、年龄等,选择不同类型的有氧运动项目。尽量选择不需要特别的技术和器械,最好无论在什么地方、什么时间,都能实施的运动项目。

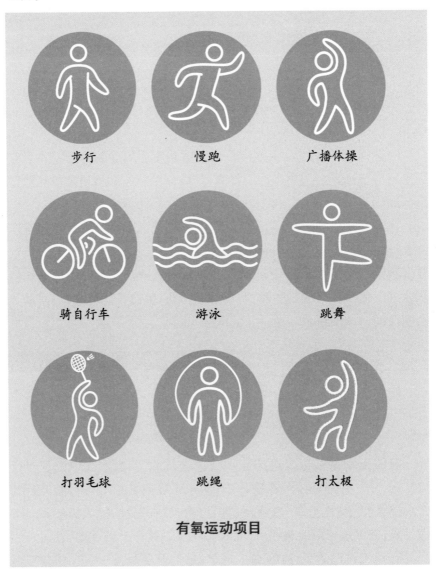

有氧运动项目

每次运动至少 30 分钟

为了远离肥胖,每天至少要进行 30 分钟的运动才有效果。一般来说,运动首先消耗的是血液中的葡萄糖,肝糖原和肌糖原不断转变为葡萄糖进入血液中,当葡萄糖不够用时则会动用体内脂肪。

持之以恒最关键

想要获得比较理想的运动效果,至少需要运动 6 周。由于运动产生的代谢改变是暂时的(如高脂血症患者停止训练 4 天后,血脂水平就会恢复到锻炼前的水平)。同时,若运动频率太低,肌肉力量得不到积累,每次运动后都会出现肌肉酸痛症状,故运动治疗必须有一定的频率,并持之以恒。

脂肪肝患者运动贴士

脂肪肝患者锻炼前,应先经内科医师检查,注意有无心血管系统疾病。对有心、肺功能不全的肥胖者,应在医生指导下进行减肥锻炼,运动时一般要有人陪同,并随身带急救药品及健康记录卡,以备紧急情况之需。

1. 准备一张小卡片

在卡片上写上自己的姓名、住址、联系电话、联系人、患病情况等,运动时携带于身,发生意外时可供别人及时判断和处理。

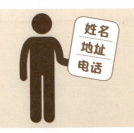

2. 选择合适的运动鞋

运动鞋除透气性好外,还应有一定的伸展空间,避免脚部与鞋帮摩擦引起皮肤损伤。鞋底要有一定厚度和较好的弹性,以减少运动对下肢关节的撞击力。

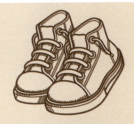

3. 运动出汗,不可马上洗浴

如运动后出汗较多,不宜马上洗冷水浴和热水浴。正确的方法是,待运动后心率恢复正常,擦干身上的汗水,再进行温水淋浴。

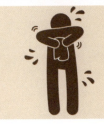

4. 不随意加大运动量

运动时要注意避免为求减轻体重而随意加大运动量。高强度的运动不仅不能改善血脂代谢，反而可能会加速血脂代谢异常的发生。

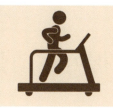

5. 小心出现低血糖

伴有糖尿病的脂肪肝患者，运动时最好随身带些饼干糖果，有低血糖先兆可及时食用。此外，还要与药物、胰岛素等治疗相互协调，避开药物作用高峰期，以免发生低血糖。

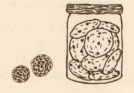

6. 其他注意事项

脂肪肝患者在运动锻炼期间，既要控制饮食，又要保证足够营养以供应身体需要。同时，要注意及时调整药物剂量，尽量以最小量的化学手段和最大的生理性措施，来达到最佳的治疗效果。

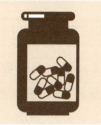

这些情况，应减少运动：①频发性期前收缩和心房颤动；②室壁瘤；③心肌病；④血糖控制不好的糖尿病，特别是常有低血糖发作者；⑤甲状腺功能亢进；⑥肾功能不全者。

这些情况，不宜运动：①转氨酶超过正常的三倍，待转氨酶回复正常后再运动；②恶性营养不良、慢性消耗性疾病、胃肠外营养等所致的脂肪肝，过多运动会成为代谢的干扰因素，不利于疾病的康复。

这些情况，禁止运动：①心肌梗死急性期；②不稳定性心绞痛；③充血性心力衰竭；④严重的心律失常；⑤重度高血压病；⑥肾功能不全；⑦严重脑血管疾病；⑧失代偿期肝硬化。

掌握好运动强度

运动强度是影响健身效果的首要因素。强度过低,对身体的保健作用不明显;强度过高,会加重心脏负担。

运动强度可以用心率来衡量,运动时心率应大于 100 次/分,但不超过"200- 年龄"。例如:40 岁的患者运动时,心率应不大于 200-40=160 次/分。

心率怎么计算?

心率的具体算法是:运动之后,将手指放在手腕内侧,测量 15 秒的脉搏次数,将测量值乘以 4,然后再加 10,即可得到每分钟的脉搏次数。之所以要加 10,是因为在运动结束之后脉搏速度会立即下降,需要对其进行补偿。取 15 秒而不是 1 分钟来进行测量也是基于同样的道理。

例如:运动结束时 15 秒的脉率为 30 次,每分钟的脉率,即心率为 30×4=120 次/分,那么运动中的心率 =120+10=130 次/分。

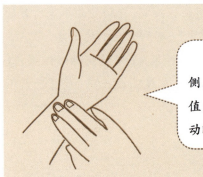

如图所示;将手指放在手腕内侧,测量 15 秒内的脉搏次数,将测量值乘以 4,然后再加 10,即可得到运动时每分钟的脉搏次数。

理想的运动效果是每次锻炼后微微出汗,身体感觉轻松舒畅,脉搏在10分钟内恢复,食欲和睡眠良好,次日精力充沛。这些现象说明身体对运动完全适应。

如果锻炼后出汗较多,头昏眼花,胸闷气促,食欲不佳,脉搏在15分钟内不能恢复到运动前的水平,次日感到全身乏力,表明运动强度或运动量过大,应减慢运动速度或减少运动持续时间。

如果运动后身体无发热感,脉搏也无明显变化,并能在3分钟内恢复到安静心率,则说明运动强度或运动量不够,应提高运动强度或延长运动持续时间。

运动的频率

每周至少运动4次,每次最好不少于30分钟,可逐渐增加运动时间至每周200分钟并持之以恒。

如能天天锻炼,效果最佳。不能做到天天锻炼的,运动间隔时间不超过3天。过长的间隔时间会削弱健身效果,并且不利于健身效果的累积。

快步走,这样走

自从有了各种计步 APP,晒步数成了件时髦的事。微信还将每天 10000 步以上的数字显示为红色,不到 10000 步的为绿色,很显然,红色是奖励。然而,很多人虽然每天洋洋得意"秀"出万步以上的数字,身上的肥肉却始终没见少,甚至有增无减,怎么回事?

每天 10000 步能够消耗 240~300 大卡的热量。这是什么概念呢?每走 10000 步,相当于消耗 1 碗米饭,3 个苹果,1700 克小白菜,4 个鸡蛋,94 克(2 块)蛋糕所含的热量。

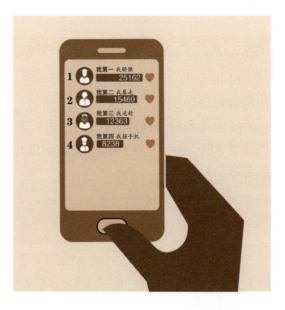

按照这样消耗热量的趋势,每天都走 10000 步者应该瘦下来才对,可为什么总瘦不下来呢?主要有以下原因:

◆ **强度不够**

如果是以散步为主要运动方式达到 10000 步计数的人群,其实运动强度不够,很难为健康带来真正的好处。

这样做才对:要达到相应的强度,通常建议连续快走 30 分钟以上才能消耗较多的脂肪,达到减肥目的。体现步行强度的一个明显标志就是步频。钟南山院士就建议过:"最佳的步行速度是>120步/分。身体不好或年龄较大的可酌情降低速度。"

◆ 姿势不对

用正确的姿势走路比你用习惯性的不正确姿势走路要更加费劲,对肌肉的锻炼也较强,消耗的热量自然更多。

这样做才对:快走10000步时,正确的姿势应该是挺胸收腹,肩膀自然下沉,两手自然摆臂。

◆ 嘴巴没管严

大量运动后,很多人容易产生补偿心理,觉得自己运动了,多吃也没关系。很多人热衷于宵夜,一看,今天过了10000步,吃个夜宵犒劳一下,立马断送你辛苦走的10000步。

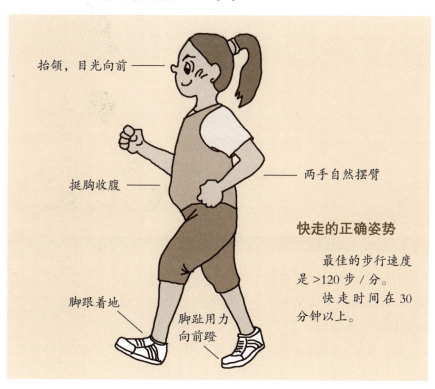

快走的正确姿势

最佳的步行速度是>120步/分。

快走时间在30分钟以上。

坚持慢跑，燃烧脂肪

慢跑是一项健身的黄金运动，也是最易普及的有氧运动之一。慢跑不会瞬间使用肌肉，不容易让人有疲劳感。长期坚持慢跑，可起到提高燃烧脂肪的效果。

慢跑的运动强度适中，对机体心肺功能、免疫功能、体力、协调性、精神和心理状态等的改善也都很明显。

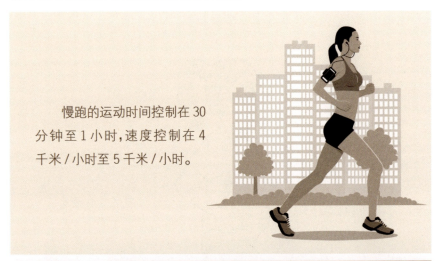

慢跑的运动时间控制在30分钟至1小时，速度控制在4千米/小时至5千米/小时。

慢跑十要诀

（1）精神愉悦。最初的10分钟可能是最辛苦的，一定要调理好身体状态，尽量使身体清爽松弛。根据自身的情况确定速度，以能边跑边轻松说话为标准。

（2）头部。保持正直，可以在水平线上选取一点作为视线的焦点，以防止身体前倾。

(3) 呼吸。呼吸要顺其自然,不要只用鼻子呼吸,尤其要把空气大口地吸入胸腔。

(4) 背部。呼吸时伸展背部,挺胸沉胯。

(5) 臀部。微屈,但不要使肌肉紧张,让它随身体自然摆动。

(6) 肩部。保持灵活放松,按身体的轴心自然摆动。

(7) 足部。脚掌着地,从脚跟到脚尖的运动。不要只用脚尖跑,这样对小腿不好,还会使身体大幅摆动。

(8) 步伐。开始的时候,可以跑一会儿,走一会儿,慢慢增加跑的时间,减少走的时间。

(9) 岔气。可能是呼吸了过多冷空气或横隔膜痉挛造成的,用手压胸口10秒钟左右,深呼吸,放松身体。

(10) 带手机。可将手机套在手腕带里,边跑边听自己喜欢的音乐,不至于太枯燥,而且方便随时看时间,这能给你积极的鼓励,让你想多跑一会儿。

运动要循序渐进

有些人很胖,但若是平时有运动的习惯,可以尝试慢跑减肥;但若是平时缺乏运动,或是根本不运动,那么先不要尝试慢跑,而是进行快走运动,持续半个月到1个月后,再进行慢跑。

跑步 TIPS

跑步前要热身,做完缓和运动后,可减轻运动后的肌肉酸痛,建议在运动后不要立即坐下,要做5~10分钟的缓和动作,可先慢行,待心跳和呼吸都回复正常了,再做拉筋动作。运动后的拉筋运动有助于降低体温、缓和心跳,以及舒缓肌肉紧绷,避免造成运动伤害。

消除肚腩的专项运动

仰卧起坐

仰卧起坐直接针对的是腹部肌肉群,长期锻炼的效果可使腹部肌肉力量加强,消除大肚腩。

动作要领:平仰卧于地面(最好垫个瑜伽垫),五指交叉枕于头部,起坐时腹部用力,含胸缩头,使上体抬起成屈体坐(腿与上体的夹角小于 90 度),然后上体后倒,还原成仰卧姿势。

若觉得平卧地面难度太小,且家里配备了多功能的仰卧起坐板(可调成斜板,也可调成平板),就可采用难度更大的斜板仰卧起坐的方式。方法如下:仰卧在斜板上,令脚的

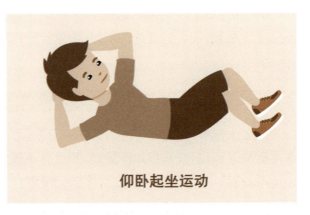

仰卧起坐运动

位置高于头并屈膝。两脚钩在斜板的套带上,手置于头后,以腹肌部肌群的收缩力量,使躯干向上扬起,尽力使下巴接近膝盖。稍停一会,再慢慢向后回复到斜躺状态。这一方法虽然累了点,但当看到微微隆起的肌肉和身上流淌的汗水,为了自身的健康和形体的匀称,再苦再累也心甜。

练仰卧起坐,速度要因人而异。最初可以尝试 1 分钟做 5 次,此后慢慢增加,直至达到 50 次左右。50 岁以上的 1 分钟做 25 个就可以

了。对于那些有一定健身基础的练习者,更多的是想通过练习达到增强腹部力量的目的,要保证1分钟做60次左右。

空中脚踩单车运动

空中脚踏单车运动要运用到腰腹部的力量,动作越到位,对腰腹部的锻炼就越有力。不过要注意运动不要过量,而且最好在临睡前做这一运动,效果会更好。

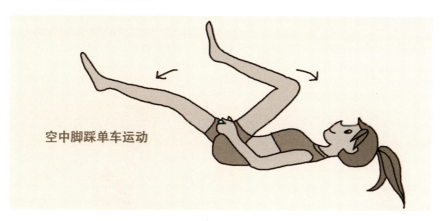

空中脚踩单车运动

动作要领:仰躺在床上或垫子上,然后双腿抬起,保持上身贴地,然后双脚屈膝,交替模拟踩单车的动作,每次30~50次。如果刚开始尝试,可以在臀部下方垫一个枕头作支撑。做动作的时候注意脚背最好绷直,动作不要太快,慢慢地把动作做到位,感受腹部及腿部的肌肉变化。

摇呼啦圈

呼啦圈之所以能减肚子,是因为在转动呼啦圈的过程中要充分运用腰腹部的力量,减肚子的同时还能塑造腰部线条。不过要选择重量适中的呼啦圈,太重的话会对身体造成负荷,太轻的话摇起来会很费劲。

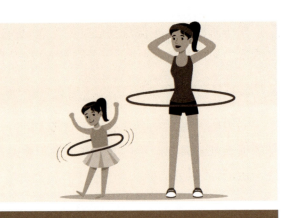

摇呼啦圈

肚皮舞

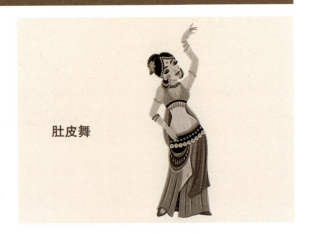

肚皮舞

肚皮舞除了作为一种舞蹈艺术形式以外,也经常被作为一种健身运动而进行推广。肚皮舞能够增加腹部肌肉的力量与身体的柔韧性,同时也能够燃烧大量多余的脂肪。

肚皮舞基础动作:胯部画"8"字

具体操作方法:双手举起或放在腰侧,然后保持身体其他部位不动,利用腰腹部肌肉力量带动胯部在空中划出"8"字。速度不用很快,但要到位,划出完整的"8"字。

"忙人"脂肪肝,运动"化整为零"

现代生活的高节奏使得不少人忙于工作、学习和生活,都市的"忙人"似乎都很难抽出那么多时间来运动锻炼。

其实,体育锻炼的时间并非一定要集中在一起,也可以"化整为零"。挤出点时间来做运动,这绝对是可以做到的事。

例如:

(1) 每天提前 15~20 分钟出门的话,就可以徒步走一段路。

(2) 晚上下班提前一个站下车,再走路回家。

(3) 上楼梯不挤电梯,选择去爬楼梯。

(4) 上班时有点空闲就起来走动走动,或者上下楼转一转。

(5) 在家时,积极做家务。

(6) 一有空闲就可以原地跑步,活动四肢。

(7) 每天抽出 20 分钟左右,做一些在家就可以练习的健身运动。

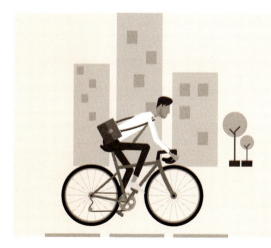

骑自行车去上班,锻炼、工作两不误!

并非所有脂肪肝都适合"暴走"

"暴走妈妈"陈玉蓉曾感动中国,引起很多脂肪肝患者都纷纷仿效,制订高强度的运动计划,希望通过运动来治疗脂肪肝。

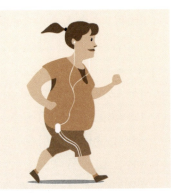

"暴走妈妈"陈玉蓉

患有重度脂肪肝,通过7个多月的疾步行走锻炼(每天暴走10千米),治愈了自己的脂肪肝。之后进行肝脏割离手术,将自己的肝脏移植给患有先天性肝脏功能不全疾病的儿子。

医学上,并不提倡脂肪肝患者通过剧烈运动在短时间内消耗掉肝内囤积的脂肪,因为这个过程如果太快,其间又不注意饮食和生活调理的话,很可能伤及肝脏,严重的甚至导致肝功能衰竭。

并且,依靠运动来消除脂肪肝,之前一定要弄清自身脂肪肝的类型。除了营养过剩造成的脂肪肝外,营养不良、药物影响、病毒性肝炎、长期饮酒也都可能造成脂肪肝,有的患者则属于混合型脂肪肝。

并非所有类型的脂肪肝都能通过大量运动好转,如营养不良造成的脂肪肝就不主张大量运动,而是要增加营养、增加蛋白质的摄入、改善营养状况。药物造成的脂肪肝要及时停药。病毒性肝炎造成的脂肪肝要及时治疗肝炎。

一般来说,如果营养过剩造成脂肪肝或酒精性脂肪肝合并肥胖,大量运动才有效,而且每个月减轻的体重最好在0.5~1千克。

PART 3 生活上的其他注意事项

减肥要有度

无论通过饮食、运动,还是借助药物,快速减肥并不理想。要想改善由肥胖造成的脂肪肝,需要改善饮食结构,并且进行适当的运动,但是千万不要急于求成。

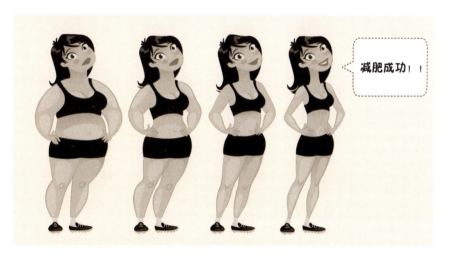

减肥成功!!

减肥过快过猛,或者一段时间体重波动很大,也容易诱发脂肪肝,导致"减肥性脂肪肝"。这主要是因为,减肥实际上也是一个脂肪动员的过程,脂肪动员过快过猛,超过了机体的代谢能力,脂肪就会到处"跑",跑到肝脏、心脏等处,危害更大。

对肥胖性脂肪肝患者而言,虽然减肥是一项行之有效的治疗手段,但必须有度,即要有一个合理的目标。目前认为,体重在70千克以下的超重者,每月减体重在500克以内;体重在70克以上的超重者,每月减体重最好在1千克以内。半年内减重10%,较为合适。若每个月减重超过5千克,将会导致肝功能异常和增加发生胆石症的危险性。

减肥小窍门

进食的种类、营养结构无须变化,但要将摄取量减少一点,如原来吃两碗饭现在吃一碗半米饭等,以此类推。

不要吃得太快,人的饱腹感在20分钟后才会出现,不然容易过量进食。

把难消化、吃得多的东西放到早餐、午餐。

坚持运动。

一个月瘦0.5~1千克比较合理,也最为科学,骤然减轻体重,身体脏器恐耐受不了。

预期目标要切合实际:减肥的目标值是减重5%~10%,并长期坚持。

在你有望能坚持下去时,才开始减肥。

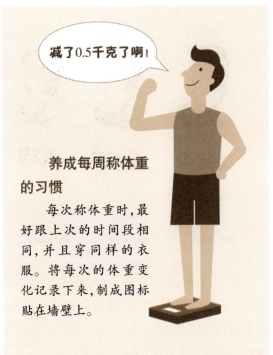

养成每周称体重的习惯

每次称体重时,最好跟上次的时间段相同,并且穿同样的衣服。将每次的体重变化记录下来,制成图标贴在墙壁上。

尽可能地戒烟

吸烟在增加肺癌风险的同时,对肝脏也有很大的损害。

肝脏是人体主要的解毒器官,得了脂肪肝后其解毒功能已经下降,而烟草中含有的尼古丁(烟碱)被大量吸入后在体内蓄积,又会加重对肝脏的损害。香烟烟雾中含有的强致癌物苯并芘,进入肝脏后可导致肝脏炎症及肝纤维化。

另外,脂肪肝患者往往肝内微循环不畅,有淤滞现象,而尼古丁又可损害循环系统,不但可使血管痉挛,还可以使血液的黏稠度增加,导致体内微循环障碍。

同时,吸烟时大量吸入一氧化碳,会妨碍血红蛋白与氧的结合,造成机体缺氧血症。因此,脂肪肝患者如果大量吸烟,会加重体内微循环障碍,并使肝脏供血供氧不足,进一步加重肝脏的损害,使病情恶化。

自发地戒烟可能是一件很难做到的事,但至少应做到少抽烟。需要的话,可以去医院寻求医生帮助戒烟。

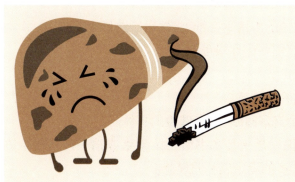

香烟烟雾中含有的强致癌物苯并芘,进入肝脏后可导致肝脏炎症及肝纤维化,所以无论吸烟或吸二手烟都将危害肝脏。

减少精神压力

中医认为,肝有疏泄作用,喜舒畅而恶抑郁。若情绪抑郁不舒,可引起肝气郁结,导致疏泄不利,失调伤肝。工作劳累、精神紧张、经常熬夜都会伤害肝脏。

在日常生活中避免精神压力是一件不太可能的事,每个人都有压力,但可以尽可能地减少压力,避免一些会使自己精神紧张的场合,并学会释放和舒缓自己的精神压力。

舒解精神压力的方式

◎ 拒绝任何额外的加班加点。
◎ 做自己感兴趣的事,如看电影、旅游、聊天、听音乐。
◎ 避开人多的地方,找个没人的地方大声地喊叫。
◎ 打电话跟好友倾诉。研究发现,即使只聊天5分钟,也能有很好的减压效果。
◎ 参加一项感兴趣的体育运动。
◎ 把感到压力烦恼的事情写在纸上,然后统统撕个粉碎。
◎ 少些抱怨,想想那些比你艰难的人。
◎ 宽容他人的缺点。
◎ 在自家阳台上养花种草。
◎ 饮食规律,保证充足睡眠,拥有健康的身体。
◎ 做些善事,哪怕只是捐几本书给山区学生或捐一包猫粮给流浪猫,都会让你拥有更多的满足感和归属感。

打造绿色居所，助养肝

生活环境的宽敞舒适与肝脏养生保健非常密切。色彩心理学研究指出，人在短波长颜色（如绿色、蓝色）的环境下会产生平静的感觉，而在长波长颜色（如红色、黄色）的环境下更容易兴奋和激动。绿色有稳定人情绪的作用，给人舒心的感觉，在绿色环境中生活，对肝脏的养生保健很有益处。

多到大自然中走走

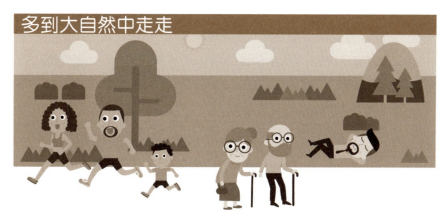

城市里人口密集、交通拥挤、环境污染严重。为了自身健康，应多到附近的公园散心，看看花草，陶冶心情。周末多到郊区呼吸新鲜空气，到有水、有山、有树的地方踏青、登高、垂钓、采摘、漫步。

给居所增添绿色

在居所阳台上种植一些美丽的观叶植物，有利于改善环境，清洁空气，也有利于肝脏的养护和身心健康。在种植的过程中，还能收获许多快乐和惊喜。

睡眠好，肝才会好

保持良好的睡眠，有助于增强肝脏的生理功能。睡得好，肝血充盈，身体才会健康。

熬夜伤肝

中医认为，晚上休息不足、熬夜，容易产生肝火。肝生气血、主疏泄，肝脏生化了气血，通过血道运送到身体各处，而身体代谢后产生的毒素，又从血道返回肝脏，由肝脏分解排泄。

人活动的时候，肝脏为了供给人体正常需要，以发挥生化气血功能为主，晚上睡觉休息时，以发挥分解、排泄毒素的功能为主。如果晚上睡觉的时间太少，肝会为了适应人的工作身体需要，把生化气血、运送到全身的功能发挥到极致（疏泄中"疏"的功能），让人体气血运行顺畅，保持活动的体力脑力。但人体代谢加快产生的毒素也会增多，而此时肝脏分解排泄不及，于是就有积热，这反过来也影响着气血的生化。气血生化失常，肝失疏泄，机体代谢产生的毒素就更多更来不及排，肝的积热更重。

充足睡眠不等于过度睡眠

一般来说，成年人每天晚上睡 8 小时，中午保证午休半小时左右就可以了。过度睡眠，即睡眠时间超过 9 个小时，容易造成新陈代谢下降、气血不畅，变成所谓的"久卧伤气"。

睡眠质量很重要

要想保证优质的睡眠质量,按时就寝按时起床是关键。失眠的主要原因之一是体内生物钟的紊乱。

营造一个容易入睡的环境,例如,被套和床单以棉制品为好;穿透气、吸汗的棉质睡衣;入睡前一小时避免接触过亮的灯光;卧室灯光应尽量柔和、温暖;保持卧室通风凉爽,维持在自我感觉舒服的温度。

睡前避免:

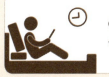
● 接触电视、电脑、手机

● 饮浓茶、咖啡或刺激性饮料

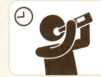
● 接触酒精

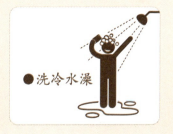
● 洗冷水澡

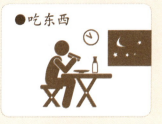
● 吃东西

小结

1. 调整饮食结构,防止营养过剩或营养不足,科学搭配、营养合理,戒除不良习惯是脂肪肝患者主要的保健措施。

2. 脂肪肝患者应保持一定的脂肪摄入量,即以低脂饮食为主,而不是将脂肪赶尽杀绝。

3. 当碳水化合物的摄入量超过了身体即时消耗和能量储存的需要,精制碳水化合物和糖类可能导致胰岛素抵抗,引起脂肪肝等疾病。

4. 脂肪肝患者吃水果要"适可而止"。

5. 脂肪肝患者的运动治疗以锻炼全身体力和耐力为目标,宜选择全身性、中等强度、较长时间的有氧运动,适当配以短时间、能承受的无氧运动。

6. 脂肪肝患者锻炼前,应先经内科医师检查,注意有无心血管系统疾病。

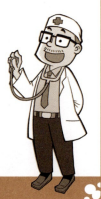

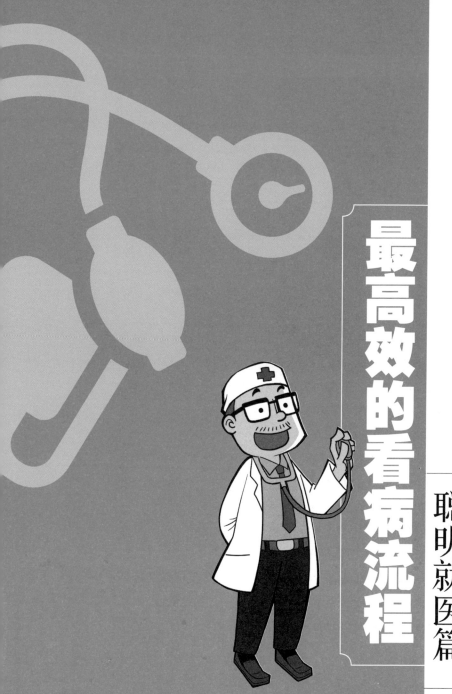

最高效的看病流程

聪明就医篇

PART 1 如何就诊更高效

看脂肪肝，该去哪个科

体检查出脂肪肝后，应该去什么医院，看哪个科室，找哪位医生呢？

脂肪肝属于非感染性肝病的一种，因此，一般来说，看脂肪肝应该到医院的消化内科。目前，有些医院的感染科也承担了有关脂肪肝的部分临床、科研工作，相应地开设了脂肪肝门诊。因此，到感染科所开设的脂肪肝门诊同样也能获得对脂肪肝的正确诊治意见。

中国医师协会脂肪肝专家委员会自2012年起，先后在全国80多家医院成立了脂肪肝诊治中心，具体医院名称见附录，患者可直接去就近医院的脂肪肝专病门诊就诊。诊治过程中，如发现患者合并有其他疾病，会与其他相关科室联合会诊。

有的医院没有脂肪肝专病门诊，则可以根据具体情况选择就诊科室。如果体重超重，可以选择就诊减肥门诊；如果合并高血脂或冠心病，可以选择就诊心血管内科；如果合并糖尿病，可以选择就诊内分泌科；如果合并高尿酸、痛风，可以选择就诊风湿免疫科；如果脂肪肝已经发展到重度，化验肝功能异常，可以就诊消化内科或肝病科。

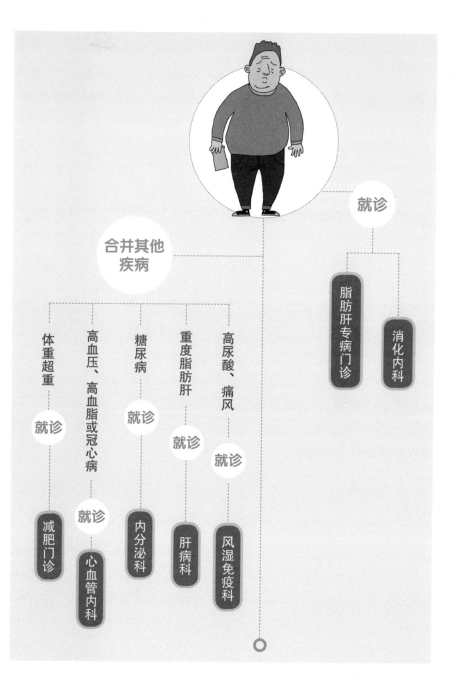

脂肪肝的诊疗流程

脂肪肝专病诊治中心,一般由消化内科医生、内分泌科医生、营养科医生、康复科医生同时应诊,给予脂肪肝患者全方位的诊疗服务。

具体的诊疗过程如下:

第一步,预检。测量身高、体重、血压、腰围、臀围、体脂,供医生参考。

第二步,诊断及药物处方。患者至消化科和内分泌科医生处就诊,医生会根据病史、体检及化验情况,制定明确的诊断及药物治疗建议。

第三步,营养处方。营养科医生根据患者的身高、体重、腰围、体脂、肝脂肪程度及基础疾病等情况,制定个性化的营养处方,包括每天总热量摄入多少、营养成分如何合理搭配、哪些食物一定要吃、哪些食物最好不吃等。

第四步,运动处方。康复科医生根据患者的年龄、性别、体重、基础心率等情况,制定合理的运动计划,如怎么运动、何时运动、运动多久等。也就是说,脂肪肝患者在就诊以后,应该得到三张处方——药物处方、运动处方和营养处方。临床实践表明:唯有"三管齐下",才能收到显著疗效。偏废任何一方,都会"事倍功半"。

挂号方式多样选

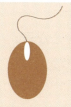

1 网络平台

市卫生局统一挂号平台：某些地市卫生局建立有挂号平台。

医院官方网站：部分医院官网开通预约功能，一般在医院网站首页。

第三方网络挂号平台：健康之路、挂号网、医护网等。

2 电话

健康之路：400-6677-400。

电信：114。

移动：12580。

3 微信平台

医院微信公众号：关注就诊医院微信公众号服务号便可预约。

打开微信APP"微信→钱包→城市服务→挂号平台"。

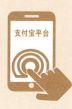

4 支付宝平台

打开支付宝APP"支付宝→城市服务→挂号就诊"。

⑤ 医院官方APP

目前仅有部分医院开发了相应 APP。

⑥ 第三方挂号APP及其微信公众号

微医 APP 及其微信公众号。
160 就医助手 APP 及其微信公众号。
翼健康 APP 及其微信公众号。
不同服务平台号源不一，可作不同尝试。

⑦ 现场预约

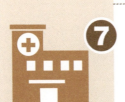

各医院门诊预约挂号人工服务台：方式与一般现场挂号相似。

各医院门诊挂号自助机：需要注册或办理诊疗卡，兼具付款以及验单查询功能。

"微导诊"现场扫码预约。

⑧ 诊间预约

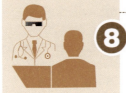

需要复诊的患者可以现场让医生预约下一次就诊时间。

提高门诊就医效率的5个技巧

2. 如果属于疑难杂症，或者需要就诊号源特别紧张的专家，可选择特需门诊。虽然挂号费比较高，但更容易获得号源，也能获得相对较长的与医生沟通的时间。还可以申请会诊。

3. 带上可能需要的东西：身份证、医保卡、银行卡、现金、笔、原先的病历和检查单。如在该院是初诊，了解是否需要先开具诊疗卡。

1. 提前查询好医院地址，门诊楼的分布，药房、检验科、收费处的地点等。注意有些医院有不同院区，不要白跑一趟。

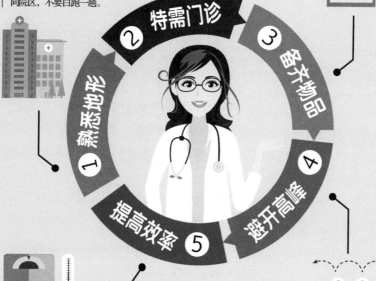

5. 如果需要进行多项检查，先去做需要预约的项目（如B超、MR/CT），再去做不需预约的项目。

4. 尽量避开高峰。一般来说（非绝对）周一至周三上午，专家最全，但就诊人数也最多。上午看病的人多，下午少（当然，需要抽血检查的项目通常都要在上午）。

如何就诊更高效　聪明就医篇　最高效看病流程

如何与医生高效沟通

脂肪肝门诊常见问诊内容

就诊脂肪肝时,医生通常要了解以下信息:

(1) 一般情况:身高、年龄、体重、腰围、臀围等。通过体重、身高,可计算体重指数BMI,判断是否超重;通过腰围、臀围,可算出腰臀比,判断是否为中心性肥胖。

(2) 饮酒史:包括饮酒的种类、量、时间、方式和进食的情况。

(3) 既往疾病史:有无糖尿病、高血压、冠心病、高血脂等代谢相关性疾病及家族史,有无病毒性肝炎的病史。

(4) 有何不适症状,是否做过治疗,治疗情况如何?

(5) 服药情况:近期有无服药及服药的种类、剂量等信息。

(6) 其他:如从事的工作,以及工作中可能接触到的化学毒物。

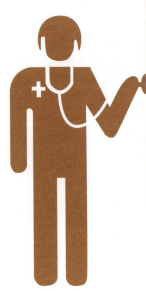

提醒:应对这些问题,在就诊前需要准备好答案,或者列一张清单,以便在就诊时可以应答自如。

就诊前做好准备

首诊患者或需要全面复查的患者,由于需要检查血脂、肝功、肾功、血糖、肝脏 B 超等多项指标,应当空腹去医院。建议就诊前一天晚上 10 点起禁食,就诊当天选择 8:00-9:00 时段空腹就诊。

就诊前准备好以下资料:

(1) 病历。保存好过去的门诊病历,切不可看一次病换一本病历。

(2) 以前就医时做的辅助检查资料,如 B 超、肝功能等检查资料,切不可因检查结果正常而扔掉,因为随病情发展很可能出现问题,检查结果可以提供病情变化的准确时间。

(3) 住院病历。如曾因病住院,一定要把住院病历复印一份,这样不仅能为医生提供参考,还可避免不必要的化验,省钱省事。

(4) 血糖监测数据。合并有糖尿病的患者,还要准备好自己在家中监测的血糖数据。

(5) 用药情况。把自己目前的用药情况告知医生,可写在纸上。说不清用药时,可将药盒一起带来,让医生一目了然。

脂肪肝患者复诊计划

对脂肪肝患者而言,定期复查有助于了解病情变化,及早发现其他代谢异常,以便尽早干预。

每位初诊脂肪肝患者治疗一个月后要回院复查,重新评估病情,定期随访。

单纯性脂肪肝患者,若血脂、血压、血糖水平都正常,可半年到医院复查一次,主要接受肝脏的影像学检查。血脂、血压、血糖水平异常的脂肪肝患者,则需做更多细致的复查。

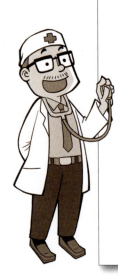

定期复查,查点啥

(1)每1~3个月测量体重、腰围、臀围、血压。

(2)每3~6个月检测全血细胞计数(血常规)、肝功能、血脂、血糖和血尿酸。

(3)每半年至一年,进行上腹部B超检查。

(4)空腹血糖≥5.6毫摩/升,且无糖尿病史者,应做糖耐量试验、检测空腹血胰岛素和糖化血红蛋白,判断有无胰岛素抵抗、糖耐量异常和糖尿病。

(5)定期筛查结直肠癌等恶性肿瘤。

(6)筛查代谢综合征和糖尿病相关心、脑、肾、眼并发症。

(7)筛查肾功能、尿常规、尿微量白蛋白等,以便早期发现肾脏损害。

(8)做颈动脉超声,以便了解颈动脉内中膜厚度和斑块情况。

(9)做心电图、运动平板试验和冠脉CT等,评估有无心血管病。

⑩疑似肝硬化的患者,需定期筛查食管胃底静脉曲张、腹水和肝细胞癌。

这些指标,提示病情好转

1. 肝脏相关指标

临床症状减轻,肝功能生化指标恢复正常,上腹部B超检查提示肝脏脂肪沉积减轻或消退,肿大的肝脏和脾脏回缩,没有新发胆囊胆固醇结晶或结石。

2. 心脏和代谢相关指标

合并肥胖的脂肪肝患者在改变生活方式6～12个月后,体重降低10%以上。

无心脑血管疾病风险或风险较小的患者,血清低密度脂蛋白胆固醇(LDL-C)≤2.6毫摩/升。

已存在心脑血管疾病或多于2个危险因素患者,血清低密度脂蛋白胆固醇(LDL-C)≤1.8毫摩/升、甘油三酯＜2.3毫摩/升。

空腹血糖低于6.1毫摩/升,餐后2小时血糖低于7.8毫摩/升,糖化血红蛋白(HbA1C)小于6.5%。

高血压病患者的血压控制在140/90毫米汞柱以下,合并糖尿病者,血压控制130/85毫米汞柱以下。

血尿酸控制在360微摩/升以下,有痛风发作者,血尿酸控制在300微摩/升以下。

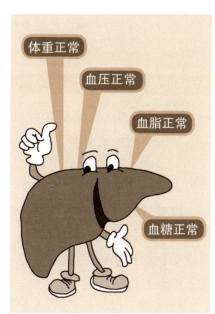

这些治疗骗局，要当心

骗局1："特效中药""祖传秘方"

骗术：说自己有"特效中药"或"祖传秘方"，可使各种脂肪肝完全逆转。

真相：目前，国内外还没有一种疗效确切，可使各种脂肪肝完全逆转的中药方剂。一些广告上宣称的能治愈脂肪肝的特效中药是不可靠的，这些药方未经过严格的临床试验验证。此外，长期大剂量服用中药，特别是复方中药，有可能导致肝肾功能损害等药源性疾病。

对策：看所谓的"特效中药""祖传秘方"有无国家药品批号——国药准字。根据国家有关规定，没有批号的药是不允许生产和销售的，包括针剂。使用中药治疗脂肪肝，应就诊于正规的中医医院。

骗局2：大头衔

骗术：一些不正规的医疗机构把自己包装成"××肝病治疗中心""××省×××肝病中心"，甚至打着"国家"的名衔，夸大自己在肝病治疗、研究领域的地位，实际上这些头衔却是根本不存在，或者是冒名顶替的。

真相：以治疗肝病而成立的市级、省级中心，必定是在技术力量和专家队伍最强大的三甲医院里，而非小医院、小诊所内。这些诊所没有设备、没有副高级以上的专家（很多只有假冒的专家），国家是不可能在这些地方成立专门的治疗、研究中心的。

对策：上正规、权威的网站查，这些所谓的"肝病治疗中心"设立在什么医院内,这个医院是否属于大型的三甲医院;看有无肝病病床。只有门诊部而没有开设病床的医院,一般没有跟踪治疗与继续深入研究观察患者的能力,不可能是国家认同的肝病治疗、研究中心。

骗局3:"权威专家"

骗术: 很多小诊所说自己有"专家"坐堂,或外聘"权威专家",而且是得过许多专业内奖项的"专家",多半都是虚假宣传。

真相: 有些行内专家退休后可能被一些正规经营有名气的民营医院或少数医院返聘,但真正的权威专家极少会就职于小门诊部或小诊所。

对策: 在国家卫生和计划生育委员会网站上查询此专家是否是正规的执业医师,并看其"执业资格证书"上所写的"工作单位"是否如他所说是权威医疗机构。通过网络搜索该专家名,看是否有大量的专业学术文章,而且此学术文章是在医学界的权威杂志上发表的。

特别提醒

必须明确,在脂肪肝的综合治疗中,药物治疗仅仅是一种阶段性、辅助性治疗措施。而需要患者长期高度重视和调整的,是其饮食、运动和不良行为的修正。这些非药物治疗措施是脂肪肝整体治疗的基础,通常需要贯彻终生,否则脂肪肝就是治好了也会复发。

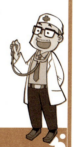

PART 2 常见检查项目

脂肪肝的实验室检查指标

脂肪肝患者需要抽血化验的指标有哪些？

脂肪肝的实验室检查指标可分为两类：一类是影响脂肪肝形成的指标，包括血糖、胰岛素、血脂、乙肝病毒标志物、丙肝病毒标志物等。另一类是脂肪肝形成后引起变化的生化指标，如肝功能检查等。如果脂肪肝已合并肝硬化，还要抽血化验人血清白蛋白、凝血因子等对肝功能进行综合评估。血清纤维化指标的检测有助于判断是否进展至脂肪性肝纤维化和肝硬化。

实验室检查指标：

(1) 血常规；
(2) 肝功能；
(3) 血脂组合；
(4) 肝纤组合；
(5) 血糖；
(6) 空腹胰岛素；
(7) 胰岛素抵抗指数；
(8) 血尿酸；
(9) 血肌酐；
(10) 尿微量白蛋白排泄率（随机尿）；
(11) NASH 组合：超敏 C- 反应蛋白（Hs-CRP）、25 羟基维生素 D、白介素组合、视黄醇结合蛋白（RBP）；
(12) 排除其他肝病：肝炎系列、乙肝两对半、甲状腺功能组合、自身免疫性肝病组合、铜蓝蛋白。

并不是每一位脂肪肝患者都需要进行每一项检查，医生会根据引起脂肪肝的病因不同做相应的血液学检查。

常见的抽血化验项目

基础代谢生化组合

×××医院检验报告单

姓名：×××　　　　性别：　　　　　　年龄：
诊疗卡号：　　　　　标本来源：静脉血　　标本号：

序号	检验项目	结果	单位	参考值/区间
	基础代谢生化组合			
1	钠 Na	140	nmol/L	135~145
2	钾 K	4.01	nmol/L	3.50~5.30
3	氯 Cl	102	nmol/L	96~110
4	二氧化碳 CO_2	28	nmol/L	20~30
5	葡萄糖 GLU	4.2	nmol/L	2.9~6.1
6	尿素 UREA	3.6	nmol/L	2.9~8.6
7	肌酐 CREA	70	μmol/L	53~115
8	尿酸 UA	466 ↑	μmol/L	200~430
9	阴离子间隙 AG	14	nmol/L	8~16
10	渗透压 Osm	288	nOsm/L	275~295
11	UREA/CREA	0.051 ↓		0.055~0.075

接收时间：　　报告时间：　　检验者：×××　　审核者：×××

参考值/区间：一般来说，如果检查出来的数值在此范围内，便是无异常的结果。每个医院由于仪器设备的关系，同一指标的参考范围有细微差距。

葡萄糖：即血液中的葡萄糖，一般空腹血糖≥7.0毫摩尔/升，提示血糖异常。脂肪肝常合并糖代谢异常，表现为空腹血糖升高，可能还有空腹血清胰岛素水平增高。有些人空腹血糖并不高，但糖化血红蛋白增高或餐后2小时血糖增高，也说明有糖代谢异常。

尿素、肌酐：反映肾功能情况。

尿酸：用于检查是否合并有高尿酸血症。在脂肪肝患者尤其是酒精性脂肪肝患者中，血清尿酸增高者为数不少。主要与患者肥胖、饮酒和高嘌呤饮食有关。当肾功能受损时，尿酸排泄障碍，也可能出现高尿酸血症。

血脂组合

×××医院检验报告单

姓名：×××　　性别：　　年龄：
诊疗卡号：　　标本来源：静脉血　　标本号：

序号	检验项目	结果	单位	参考值/区间
血脂组合				
1	总胆固醇 CHOL	6.4 ↑	mmol/L	3.1~5.7
2	甘油三酯 TG	2.72 ↑	mmol/L	0.33~1.70
3	高密度胆固醇 HDL-c	1.22	mmol/L	1.09~1.63
4	低密度胆固醇 LDL-c	4.47 ↑	mmol/L	①普通人群：1.94~3.61 ②心脑血管危险人群：<2.59
5	载脂蛋白 A1（Apo-A1）	1.55	g/L	0.60~2.00
6	载脂蛋白 B（Apo-B）	1.32	g/L	0.35~1.75
7	ApoA1/ApoB	1.17		0.80~2.63
8	载脂蛋白 E（Apo-E）	72 ↑	mg/L	27~45
9	脂蛋白 a（LP-a）	154	mg/L	60~300
游离脂肪酸				
	游离脂肪酸 FFA	233	μmol/L	129~769

接收时间：　　报告时间：　　检验者：×××　　审核者：×××

注：心脑血管危险人群包括冠心病、糖尿病、缺血性卒中/短暂性脑缺血、慢性肾脏病患者。

脂肪肝患者往往会出现总胆固醇和(或)甘油三酯增高，低密度脂蛋白增高，高密度脂蛋白下降，载脂蛋白 A1 下降。这些都说明患者存在脂肪代谢障碍。

游离脂肪酸：游离脂肪酸是脂肪水解的产物，测定血清游离脂肪酸可以了解脂肪代谢的情况,升高代表脂肪分解增加。

肝代谢组合

×××医院检验报告单

姓名:×××　　性别:　　年龄:
诊疗卡号:　　标本来源:静脉血　　标本号:

序号	检验项目	结果	单位	参考值/区间
	肝代谢组合			
1	纤维粘连蛋白 FN	243.50	mg/L	180.00~280.00
2	总蛋白 TP	78.3	g/L	64.0~87.0
3	白蛋白 ALB	51.2 ↑	g/L	35.0~50.0
4	球蛋白 GLB	27.1	g/L	20.0~32.0
5	白/球比值(A/G)	1.9		1.3~2.5
6	前白蛋白 PA	387	mg/L	200~400
7	总胆红素 TBIL	38.2 ↑	μmol/L	3.0~22.0
8	直接胆红素 DBIL	6.7	μmol/L	0.5~7.0
9	间接胆红素 IBIL	31.5 ↑	μmol/L	3.0~15.0
10	胆汁酸 TBA	4.8	μmol/L	0.1~10.0

接收时间:　　报告时间:　　检验者:×××　　审核者:×××

总胆红素:红细胞的寿命一般为120天。红细胞死亡后,会转变为间接胆红素,再经肝脏转化为直接胆红素,并随胆汁排入胆道,最后随大便排出体外。总胆红素是间接胆红素与直接胆红素之和。当肝细胞损伤、胆管阻塞、红细胞破坏增加或寿命缩短时,胆红素代谢发生异常,增高的胆红素沉着于皮肤、黏膜、巩膜而发生黄染,临床上称为黄疸。

【临床意义】

(1)一般来说,若血清转氨酶正常、总胆红素比正常参考值略偏高,无须处理,定期随访即可。若总胆红素和直接胆红素明显升高,常提示有肝胆疾病可能,应尽早去医院就诊。

（2）若以总胆红素显著升高为主，直接胆红素正常或略偏高，多考虑病因为红细胞破坏过多、间接胆红素生成过多，如溶血性黄疸等。

（3）若直接胆红素和总胆红素均显著升高，多考虑与肝细胞受损，影响胆红素代谢与排泄有关。

（4）若以直接胆红素升高为主，则多提示胆红素排泄受阻，患者可能存在胆道梗阻情况。

白蛋白、球蛋白和白/球比值：肝脏是合成蛋白质的主要器官，90%以上的血清总蛋白、全部的白蛋白是由肝细胞合成的。白蛋白与球蛋白之和为总蛋白。当肝脏功能受损时，血清总蛋白减少。炎症性肝细胞破坏或抗原性改变，可刺激免疫系统，致使γ-球蛋白增高，此时总蛋白量变化不大，但白蛋白与球蛋白的比值会变小，甚至发生倒置（比值小于1）。为反映肝功能的实际情况，在作血清总蛋白测定时，还要测定白/球比值。

【临床意义】

（1）总蛋白增高，见于：①某些球蛋白增多疾病，如多发性骨髓瘤、巨球蛋白血症等。②各种原因脱水所致血液浓缩，如呕吐、腹泻、休克、高热等。③慢性感染性疾病，如细菌、病毒、寄生虫感染、关节炎等。

（2）总蛋白降低，见于：①各种原因引起的血清蛋白质丢失和摄入不足。②肝功能障碍引起蛋白质合成障碍。

（3）白蛋白降低，见于：①白蛋白合成减少，如肝硬化、急性和亚急性重症肝炎、肝坏死、肝癌等。②蛋白质丢失过多，如肾病综合征、大面积烧伤、大出血以及胸腹腔积液等。

（4）球蛋白增高，见于：①自身免疫性疾病，如系统性红斑狼疮（SLE）、风湿热。②慢性感染性疾病，如亚急性感染性心内膜炎、活动性肺结核、血吸虫病、疟疾、肝炎等。③恶性疾病，如多发性骨髓瘤、原发性巨球蛋白血症。

（5）白/球比值（A/G）比值变化：A/G 比值小于 1，提示有慢性肝实质性损害、肾病综合征；A/G 比值持续倒置，表示预后较差。

肝功能酶组合

×××医院检验报告单

姓名：×××		性别：		年龄：	
诊疗卡号：		标本来源：静脉血		标本号：	
序号	检验项目	结果	单位	参考值/区间	
肝酶学组合					
1	丙氨酸氨基转移酶 ALT	44 ↑	U/L	1~40	
2	天冬氨酸氨基转移酶 AST	25	U/L	1~37	
3	γ-谷氨酰转肽酶 GGT	54 ↑	U/L	2~50	
4	乳酸脱氢酶 LDH	200	U/L	114~240	
5	碱性磷酸酶 ALP	85	U/L	0~110	
6	胆碱酯酶 CHE	9785	U/L	5300~12900	
7	亮氨酸氨基肽酶 LAP	75 ↑	U/L	30~70	
8	谷氨酸盐脱氢酶 GLDH	3.4	IU/L	0.1~7.5	
接收时间：	报告时间：	检验者：×××		审核者：×××	

丙氨酸氨基转移酶（ALT）：又名谷丙转氨酶，广泛存在于肝、心、肾、肺、脑、睾丸、肌肉等器官组织，以肝细胞内 ALT 活性最高。当肝脏发生炎症、坏死、中毒时，ALT 即从损伤细胞漏出释放入血，故 ALT 是肝细胞受损最敏感的指标之一。

【临床意义】

（1）显著增高，见于各型肝炎急性传染期、中毒性肝细胞坏死等。

（2）中度增高，见于肝癌、肝硬化、慢性肝炎、急性心肌梗死等。

（3）轻度增高，见于阻塞性黄疸及胆道炎症等。

（4）大叶性肺炎、心肌炎、肌营养不良等其他器官组织损伤，也有不同程度的 ALT 升高。

天冬氨酸氨基转移酶(AST)：又名谷草转氨酶，主要存在于心肌、骨骼肌、肝脏组织,以心肌细胞含量最高,肝脏次之。肝损害时,此酶漏出入血,是诊断肝实质损害的主要检测项目,其检测值高低多与病情轻重相平行。

【临床意义】

(1)显著增高,见于急性病毒性肝炎、酒精性或药物性肝损害、心脏等大手术后及急性心肌梗死。

(2)中度增高,见于肝癌、肝硬化、慢性肝炎、心肌炎等。

(3)轻度增高,见于胸膜炎、肾炎、肺炎、疟疾、钩端螺旋体病、肌营养不良、急性胰腺炎等。

肝炎系列

×××医院检验报告单

姓名:××× 性别: 年龄:
诊疗卡号: 标本来源:静脉血 标本号:

序号	检验项目	结果	单位	参考值/区间
肝炎系列				
1	甲型肝炎病毒 HAV-IgM	阴性(-)		阴性(-)
2	乙型肝炎病毒核心-抗体 IgM(酶标)	阴性(-)		阴性(-)
3	丙型肝炎病毒 HCV-IgM	阴性(-)		阴性(-)
4	丙型肝炎病毒 HCV-IgG	阴性(-)		阴性(-)
5	丁型肝炎病毒 HDV-IgM	阴性(-)		阴性(-)
6	戊型肝炎病毒 HEV-IgM	阴性(-)		阴性(-)
7	庚型肝炎病毒 HGV-IgG	阴性(-)		阴性(-)
丙型肝炎抗体定量				
1	丙型肝炎病毒抗体(发光) HCV-Ab	0.25	S/CO	≤1.00
乙肝两对半定量				
1	乙肝表面抗原(发光)HBsAg	0.03	IU/mL	0.00~0.05
2	乙肝表面抗体(发光)HBsAb	1.94↓	IU/L	10.00~1000.00
3	乙肝 e 抗原(发光)HBeAg	0.33	S/CO	0.00~1.00
4	乙肝 e 抗体(发光)HBeAb	1.88	S/CO	≥1.00
5	乙肝核心抗体(发光)HBcAb	0.04	S/CO	≤1.00

接收时间: 报告时间: 检验者:××× 审核者:×××

肝炎结果阴性： 表示没有感染各类肝炎病毒。

乙肝表面抗体（HBsAb）： 健康人规范注射3次乙肝疫苗后，会产生乙肝表面抗体，对乙肝病毒的抵御力一般能维持10年左右。但不同的人有不同的身体状况，需要区别对待。

（1）如果乙肝表面抗体阳性（＋），且抗体滴度高于10国际单位/升（不同方法的检测值有所不同），说明现在对乙肝有足够强的免疫力，不需要再次注射乙肝疫苗；

（2）如果乙肝表面抗体阳性，但抗体滴度低于10国际单位/升，说明对乙肝有一定免疫力，但不够，需要注射一次乙肝疫苗加强保护；

（3）如果乙肝表面抗体阴性（－），乙肝表面抗原也阴性，则应该进行3次乙肝疫苗的规范接种（第0、1、6个月分别接种1次）。

> **特别提醒**
>
> **肝功能检查前的注意事项**
>
> （1）肝功能检查须空腹（一般空腹8~12小时），抽血前一天晚上8点后不要进食，最好禁酒类，以免影响检测结果。
>
> （2）查肝功能前，注意休息，保证睡眠，不做剧烈运动。
>
> （3）尽量不服药物，尤其避免服用有损坏肝脏的药物，不吃保健品、营养品，以免因药物影响结果。如身体条件允许，最好在查肝功能前3~5天停药，若病情需要，则不必强行停药，但需在检查时向医生讲明。

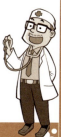

脂肪肝的影像学检查

脂肪肝患者通常缺乏特异性的临床表现和显著的实验室指标异常，而肝穿刺活检有一定的创伤性，无法规范应用，故目前主要采用B超、CT、MRI等影像学检查诊断脂肪肝，并根据抽血化验肝功能，判断是否存在肝损害。

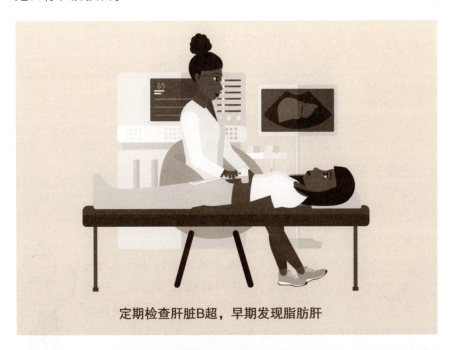

定期检查肝脏B超，早期发现脂肪肝

肝脏 B 超

意义：可检出脂肪含量达 30% 以上的脂肪肝。

B 超的全名为 B 型超声的显像诊断，可以清晰显示肝脏轮廓及肝实质的形态结构。正常肝实质回声呈较低的细小光点,分布均匀,肝内门静脉、肝静脉、肝管及其一级分支均能显示。

脂肪肝的声像特点有:①肝区前场弥漫性点状高回声(明显高于脾脏和肾脏)。②肝区后场回声衰减,光点稀疏。③肝内管道结构显示不清。④肝脏轻度或中度肿大,肝前缘变顿。凡具备第①项加其余1项以上者可确诊为脂肪肝,仅具备第①项者作为疑似诊断。

根据脂肪肝的超声特征可大致判断病变的程度:①光点细密,近场回声增强,远场回声轻度衰减,血管结构清晰者为轻度。②光点细密,近场回声增强,远场回声衰减明显,血管结构不清者为中度。③光点细密,近场回声显著增强,远场回声显著衰减,血管结构不能辨认者为重度。

肝脏 CT

意义: CT 检查可以检出脂肪含量 30% 以上的脂肪肝。

脂肪肝 CT 平扫表现主要为肝脏呈弥漫性或局部肝实质密度减低,CT 值与浸润脂肪含量呈负相关,其诊断脂肪肝的准确性与 B 超检查相当。

但值得指出的是,无论是平扫 CT 还是增强 CT,均不能准确评估肝脏脂肪的含量,且 CT 具有放射性,不适合作为体检筛查脂肪肝的常规方法。

磁共振(MRI)

意义: MRI 对于脂肪肝的诊断较超声和 CT 检查更为敏感。

常规及增强磁共振也不能对脂肪肝含量进行准确评估,更多情况下适合应用于局灶性脂肪肝与肝脏肿瘤的鉴别。

磁共振波谱可以对脂肪肝的含量进行精确评估,尤其对于脂肪肝严重程度及治疗效果的判断具有重要价值。但是进行磁共振波谱检查时需要患者较高要求的配合,且不易检测成功,因而并未在临床上广泛应用。目前基于 MRI 水脂分离成像技术的扫描序列如 DIXON、IDEAL-IQ 等,能快速准确检测肝脏的脂肪含量,有助于准确判断脂肪肝的脂肪沉积程度和治疗效果。而 MRE(磁共振弹性成像)有助于肝脏纤维化和肝硬化程度判断。

特别提醒

做影像学检查前的注意事项

(1)需空腹 8 小时以上。

(2)检查前一晚,清淡饮食,少吃肉类、蛋类、豆类等产气多的食物。

(3)做 MRI 检查,要确保体内没有心脏起搏器、弹片等金属异物。

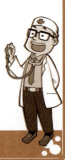

活体组织检查：肝活检

肝穿刺活检：在B超引导下进行肝穿刺，抽吸肝组织活检，通过对活检组织显微镜下观察，可以明确脂肪肝病变程度、类型、有无合并脂肪性肝炎和肝纤维化。

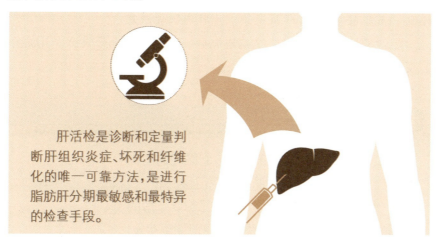

肝活检是诊断和定量判断肝组织炎症、坏死和纤维化的唯一可靠方法，是进行脂肪肝分期最敏感和最特异的检查手段。

由于肝活检是一种创伤性检查，并且即使确诊可能也缺乏有效治疗措施，故一般患者无须进行肝活检。肝活检组织学检查仅用于某些特殊病例。

哪些情况下需做肝活检

以下情况需做肝活检：
(1) 常规检查难以明确诊断的患者。
(2) 局灶性脂肪肝与肿瘤的鉴别。
(3) 经其他检查仍不明原因的难治性非酒精性脂肪肝患者。

(4) 酒精性脂肪肝戒酒后,有不能解释的临床或生化异常表现者。

(5) 肥胖者减少原有体重 10% 后,肝脏酶学指标仍持续异常者。

(6) 脂肪性肝炎和进展性肝纤维化的高危人群。

(7) 为探明某些少见疾病,如胆固醇酯贮积病、糖原贮积病等。

(8) 任何怀疑不是单纯肝细胞脂变或疑有多病因引起者。

绝对禁忌证: ①不合作的患者。②严重的凝血功能障碍(PT/INR>1.5 较安全)。③肝脏感染。④肝内胆管阻塞。

相对禁忌证: ①腹水。②病态肥胖。③可疑肝血管病变。④淀粉样变性。⑤肝包虫病。

小结

1. 一般来说,看脂肪肝应该到医院的消化内科。有的医院设有脂肪肝专病门诊。

2. 就诊前准备好资料,将自己想要了解的问题列在一张清单上,以便在就诊时跟医生及时沟通。

3. 配合医生进行必要的影像学和实验室检查。

4. 初诊脂肪肝患者治疗一个月后要回院复诊,重新评估病情,定期随访。

5. 遵医嘱坚持进行相应的饮食、运动、药物治疗。

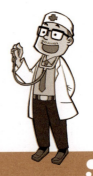

附录 中国医师协会脂肪肝诊治中心名录

城市	脂肪肝诊治中心	科室
北京市	北京大学人民医院	消化科
	中国人民解放军海军总医院	消化科
	首都医科大学附属北京朝阳医院京西院区	消化科
	首都医科大学附属北京地坛医院	肝病科
	首都医科大学附属北京朝阳医院	消化科
	首都医科大学附属北京天坛医院	消化科
	首都医院大学附属北京同仁医院	消化科
	首都医科大学附属北京友谊医院	肝病科
	首都医科大学附属北京佑安医院	肝病科
	首都医科大学附属宣武医院	消化科
	中国人民武装警察部队总医院	消化科
天津市	天津市第二人民医院	感染科
	天津医科大学代谢病医院	内分泌科
	天津中医药大学第一附属医院	肝病科
石家庄市	河北省人民医院	内分泌科
	河北医科大学第三医院	肝病科
上海市	复旦大学附属中山医院	内分泌科
	复旦大学附属华东医院	消化科
	上海交通大学医学院附属仁济医院东院	消化科
	上海交通大学医学院附属瑞金医院	感染科
	上海交通大学医学院附属新华医院	消化科
	上海交通大学医学院附属同仁医院	肝病科
	上海交通大学附属第一人民医院	消化科
广州市	中山大学附属第一医院	消化科
	中山大学附属第三医院	感染科
	南方医科大学南方医院	感染科
	广东省人民医院	消化科
	广州市第一人民医院	消化科

（续上表）

城市	脂肪肝诊治中心	科室
深圳市	深圳市南山区蛇口人民医院(东区)	感染科
佛山市	佛山市第一人民医院	感染科
福州市	福建省第二人民医院	中医科
	福建省立医院	消化科
	福建医科大学附属第一医院	肝病科
	福州市传染病医院	医务科
厦门市	厦门大学附属第一医院	肝病科
	厦门市中医院	肝病科
	厦门大学附属中山医院	消化科
	中国人民解放军第一七四医院	感染科
漳州市	中国人民解放军第一七五医院	肝病科
南京市	江苏省人民医院	感染科
	南京大学医学院附属鼓楼医院	感染科
	南京军区南京总医院	消化科、内分泌科
	南京医科大学附属南京第一医院	感染科
	南京中医药大学第二附属医院	消化科
	南京中医药大学附属医院(江苏省中医院)	内分泌科
苏州市	苏州大学附属第一医院	消化科
	太仓市第一人民医院	感染科
无锡市	无锡市第五人民医院	传染科
杭州市	杭州师范大学附属医院	肝病科
	杭州市西溪医院	传染科
	浙江大学医学院附属第一医院	消化科、感染科
	浙江大学医学院附属第二医院	消化科、国际保健中心
	浙江大学医学院附属邵逸夫医院	肝病感染科
	浙江省人民医院	感染科
	浙江省中医院下沙分院	肝病科
宁波市	宁波市医疗中心李惠利医院	消化科

(续上表)

城市	脂肪肝诊治中心	科室
温州市	温州市中心医院	感染科、内分泌科
	温州医科大学附属第一医院	感染科
大庆市	大庆龙南医院	消化科
	大庆油田总医院	消化科
哈尔滨市	哈尔滨医科大学附属第二医院	内分泌科
鞍山市	鞍钢集团总医院	肝病科
	鞍山市传染病医院	肝病科
大连市	大连医科大学附属第一医院	消化科
沈阳市	中国医科大学第一附属医院	消化科
青岛市	青岛市市立医院(东院)	消化科
济南市	山东省立医院	内分泌科
合肥市	安徽医科大学第一附属医院	肝病科
	安徽医科大学第二附属医院	肝病科
武汉市	华中科技大学同济医学院附属协和医院	消化科
	武汉大学人民医院	感染科
长沙市	中南大学湘雅医院	消化科
成都市	四川大学华西医院	消化科
	四川省人民医院	消化科
重庆市	重庆医科大学附属第一医院	感染科
西安市	西安交通大学医学院第一附属医院	消化科
	西安交通大学医学院第二附属医院	消化科
郑州市	郑州大学第一附属医院	感染科
昆明市	昆明医科大学第一附属医院	内分泌科
乌鲁木齐市	新疆医科大学第一附属医院	肝病科
海口市	湖南省人民医院	消化科

资料来源:《中国脂肪肝防治指南(科普版)》,2015年。

家庭医生 医学科普丛书

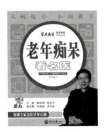

《老年痴呆看名医》

主编简介：

姚志彬，中山大学教授，博士研究生导师，广东省医学会会长。

陆正齐，中山大学附属第三医院神经内科主任，教授，博士研究生导师。

内容简介：

阿尔茨海默症是老年人痴呆的重要原因，它不是正常的老化，而是一种疾病！它不仅夺走患者的记忆，也可能让他们丧失思考、行为的能力，给家庭带来困境。本书将告诉您如何尽早发现老年痴呆的苗头，并积极处理；告诉您如何科学爱护大脑，让它更年轻。同时，也为有老年痴呆患者的家庭提供具体可行的日常照护指引。

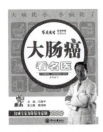

《大肠癌看名医》

主编简介：

汪建平，中山大学附属第六医院结直肠外科主任，中华医学会理事，广东省医学会副会长，广东省医师协会副会长。

内容简介：

大肠是健康的"晴雨表"，很容易随身体状况的变化而发生问题，而人们最易忽视细微的身体变化，如最常见的便秘和腹泻，这其中可能隐藏着重大疾病，比如逐年高发的大肠癌。本书最重要的目的，是要带给读者一个忠告：是时候关心一下您的肠道了。关注自己的肠道，会带来无比珍贵的健康。

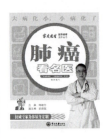

《肺癌看名医》

主编简介：

何建行，广州医科大学附属第一医院院长，胸外科教授，卫生部有突出贡献中青年专家，国务院政府特殊津贴专家，中央保健专家，中国十大口碑医生，广东省医学会胸外科学分会首届主任委员。

内容简介：

肺癌，一直高居我国癌症发病率的第一位。为什么会患上肺癌？早期怎么发现？该做哪些检查？如何选择治疗方案？……种种问题困扰着患者和家属。本书以通俗的语言、图文并茂的方式，全面介绍肺癌的病因、检查及治疗手段，为肺癌患者提供医、食、住、行全方位指引。

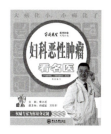

主编简介：

李小毛，中山大学附属第三医院妇产科主任兼妇科主任，教授，博士研究生导师，妇产科学术带头人。

内容简介：

为什么会患上妇科恶性肿瘤？早期如何发现？做哪些检查能尽快、准确知晓病情？选哪种治疗方案？出院后，身体的不适如何改善？……本书以通俗的语言、图文结合的方式，介绍宫颈癌、子宫内膜癌、卵巢癌的病因、相关检查、治疗、高效就医途径等，为妇科恶性肿瘤患者提供医、食、住、行全方位指引。

《妇科恶性肿瘤看名医》

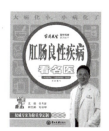

主编简介：

任东林，主任医师，医学博士，外科学教授，博士研究生导师，中山大学附属第六医院运营总监，肛肠外科、中西医结合肛肠外科、盆地治疗专科主任，中国中西医结合学会大肠肛门病专业委员会主任委员，世界中医联合会肛肠专业委员会副主任委员。

内容简介：

我国肛门直肠良性疾病患者数以亿计。最常见的肛肠良性疾病包括痔、肛瘘、肛裂、肛周脓肿、肛周肿物、藏毛窦等等。肛肠为何会生病？如何防？如何治？本书以活泼的语言、生动的图示，为您介绍科学、准确的医学知识，力求切实为患者排忧解难。

《肛肠良性疾病看名医》

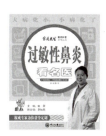

主编简介：

赖荷，广州医科大学附属第二医院过敏反应科主任，主任医师，中华医学会变态反应学分会常务委员，中国医师协会变态反应医师分会常务委员，广东医学会变态反应学分会主任委员。

内容简介：

在21世纪，过敏成了一种"时代病"。其中，过敏性鼻炎在全球的发病率为10%~25%，有逐年增加趋势。有人认为，过敏性鼻炎不治也没什么大不了。事实上，有30%~40%的过敏性鼻炎会继续发展成为支气管哮喘。本书旨在普及过敏性鼻炎的医学常识，图文并茂，语言力求通俗易懂，为过敏性鼻炎患者提供医治、养护贴心指引。

《过敏性鼻炎看名医》

家庭医生 医学科普丛书

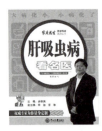

《肝吸虫病看名医》

主编简介：

余新炳，中山大学教授，博士研究生导师，国家医药监督管理局药物评审专家，广东省寄生虫学会理事长。

内容简介：

得了肝吸虫病该怎么办？需要做哪些检查？有没有遗传性？如何确定体内已无虫卵？怎样预防这种疾病？本书以简明、通俗的语言，向读者介绍肝吸虫病的致病原因、自检方法、治疗手段和预防措施等知识，同时，还提供一些高效就诊的小技巧，既突出阅读的趣味性，又兼顾知识的系统性和全面性，使读者可以轻松掌握肝吸虫病的基本知识。远离肝吸虫病，从这里开始吧！

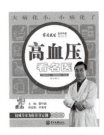

《高血压看名医》

主编简介：

董吁钢，中山大学附属第一医院心血管医学部主任，教授，博士研究生导师，广东省医学会心血管病分会高血压学组组长。

内容简介：

我国的血压控制率只有6.1%。高血压患者中约75%的人吃了降压药，血压还是没有达标。吃药为啥不管用？血压高点有啥可怕？为何要严格控制血压？顽固的高血压如何轻松降下来？防治高血压的并发症有何妙招？……以上种种疑问，在本书里都能找到您看得懂的答案。

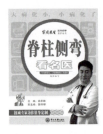

《脊柱侧弯看名医》

主编简介：

杨军林，中山大学附属第一医院脊柱侧弯中心主任，教授，广东省新苗脊柱侧弯预防中心主任，中华医学会骨科分会小儿骨科学组委员，中国康复医学会脊柱畸形委员会副主任委员。

内容简介：

什么是脊柱侧弯？如何自查脊柱侧弯？脊柱侧弯要怎么矫正？会不会耽误孩子的学习和发育？……本书以通俗的语言、图文并茂的方式，全面介绍了脊柱侧弯的成因、检查和诊治办法，为脊柱侧弯疾病患者提供了医、食、住、行全方位指引。

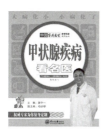

《甲状腺疾病看名医》

主编简介:

蒋宁一,中山大学孙逸仙纪念医院核医学科主任医师,教授,博士研究生导师,中华医学会核医学分会治疗学组组长。

内容简介:

当今生活压力大,节奏紧张,甲状腺疾病的发病率有上升趋势。常见的甲状腺疾病有哪些?甲状腺疾病该如何治?……本书以通俗易懂的语言、生动活泼的图片聚焦甲状腺疾病,向广大读者介绍甲状腺的生理功能及其常见病的防治知识。患者最关心、最常见、最具代表性的疑问都能从本书中得到解答。

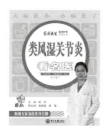

《类风湿关节炎看名医》

主编简介:

戴冽,中山大学孙逸仙纪念医院风湿免疫科主任,教授,博士研究生导师,广东省医学会风湿病学会副主任委员。

内容简介:

"活着的癌症,不死的僵尸",是人们对风湿免疫性疾病的常见形容,类风湿性关节炎则是这类病的典型代表之一。好端端的,为什么就招惹了这个病?早期,如何发现该病的蛛丝马迹?就医时,怎么才能找对门路,少绕弯子?治疗时,怎样遵医嘱,科学用药?衣食住行中,如何全面呵护自己,改善病情……以上种种问题的答案,都以晓畅的语言、生动的配图,尽情呈现在本书中。

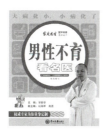

《男性不育看名医》

主编简介:

邓春华,中山大学附属第一医院泌尿外科教授,博士研究生导师,中华医学会男科学分会候任主任委员。

内容简介:

二孩政策全面放开,孕育话题再次被引爆。然而,大量不育男性却深陷痛苦之中。不育男性如何通过生活方式的调整走出困境?医生如何借助"药丸子""捉精子""动刀子"等手段,让患者"绝处逢生"?患者与男科医生之间如何高效沟通?……本书语言通俗易懂,不失为男性不育患者走出困境的一份贴心指引。

家庭医生 医学科普丛书

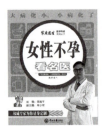

《女性不孕看名医》

主编简介：
张建平，中山大学孙逸仙纪念医院妇产科教授，博士研究生导师，学术带头人，中华妇产科学会妊娠期高血压疾病学组副组长。

内容简介：
不孕不育，一种特殊的健康缺陷。不孕女性需要做哪些相关检查和治疗？如何通过生活方式的调整走出困境？女性不孕患者的诊治有怎样的流程？试管婴儿能解决所有的问题吗？……本书以通俗易懂的语言，全面介绍了女性不孕的病因、相关检查、治疗手段及高效就医途径，不失为女性不孕患者走出困境的一份贴心指引。

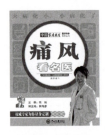

《痛风看名医》

主编简介：
张晓，广东省人民医院风湿科行政主任，中国医师协会风湿免疫科医师分会副会长，广东省医师协会风湿免疫分会主任委员，广东省医学会风湿免疫分会副主任委员。

内容简介：
得了痛风，便再也摆脱不了随时发作的剧痛？再也离不开药罐子的生活？再也无缘天下美味，只能索然无味地过日子？……专家将带给您关于痛风这个古老疾病的全新认识：尿酸是可以降的，痛是不需要忍的，而美食同样是不可辜负的。本书以图文并茂的方式，给痛风及高尿酸血症患者提供了医、食、住、行的全方位指引。

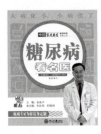

《糖尿病看名医》

主编简介：
翁建平，中山大学附属第三医院教授，博士研究生导师，内分泌科首席专家，现任中华医学会糖尿病学分会主任委员。

内容简介：
怎样知道自己是否属于糖尿病高危人群？患了糖尿病，如何通过饮食方式的调整、行为方式的改变以及药物治疗来稳定血糖？如何有效地与医生沟通？……本书以通俗易懂的语言、图文并茂的方式，全面介绍糖尿病的病因、相关检查、治疗手段及高效就医途径，给糖尿病患者提供了医、食、住、行的全方位指引。

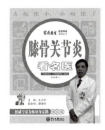

《膝骨关节炎看名医》

主编简介：

史占军，南方医科大学南方医院关节与骨病外科主任，教授，主任医师，博士研究生导师，广东省医学会关节外科学会主任委员。

内容简介：

中老年膝关节疼痛占了骨科门诊的二分之一，主要原因就是膝骨关节炎。生活中怎么才能养护膝骨关节，延缓其退化？跑步、爬山如何不伤膝？得了膝骨关节炎如何选择合适的运动方式？疼痛如何避免？……本书以通俗易懂的语言，图文并茂的方式，为膝骨关节炎患者提供了医、食、住、行的全方位指引。

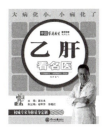

《乙肝看名医》

主编简介：

高志良，中山大学附属第三医院肝病医院副院长，感染性疾病科主任，教授，博士研究生导师，广东省医学会感染病学分会主任委员。

内容简介：

本书由著名肝病专家高志良教授主编，聚焦乙肝话题，进行深度剖析：和乙肝病毒感染者进餐会传染乙肝吗？肝功能正常需不需要治疗？乙肝患者终生不能停药吗？乙肝妈妈如何生下健康宝宝？患者与医生之间如何高效沟通？……想知道答案吗？请看本书！

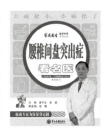

《腰椎间盘突出症看名医》

主编简介：

黄东生，中山大学孙逸仙纪念医院脊柱外科教授，主任医师，博士研究生导师，广东省医学会脊柱外科学分会前任主任委员，中国医师协会骨科医师分会脊柱畸形委员会委员，国际内固定学会 AO 脊柱培训中心主任。

内容简介：

腰痛缠身，是否意味着患上了腰椎间盘突出症？腰椎间盘突出症患者，如何治疗、保健、聪明就医？本书以通俗易懂的语言、图文并茂的方式，介绍腰椎间盘突出症的症状、病因、治疗、日常保健及高效就医知识，为腰椎间盘突出症患者提供了医、食、住、行的全方位指引。

家庭医生 医学科普丛书

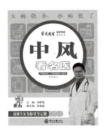

《中风看名医》

主编简介：

胡学强，中山大学附属第三医院神经病学科前主任，教授，博士研究生导师，广东省中西医结合学会脑心同治专业委员会主任委员。

内容简介：

中风又称脑卒中。中风先兆如何识别？中风或疑似中风，要做哪些相关检查和治疗？中风救治一刻千金，其诊治的标准流程是怎样的？如何调整生活方式，防患于未然？……本书以通俗易懂的语言，全面介绍了中风的病因、相关检查、治疗手段及高效就医途径，为中风患者提供了医、食、住、行全方位指引。

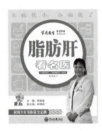

《脂肪肝看名医》

主编简介：

钟碧慧，中山大学附属第一医院感染科主任，教授，博士研究生导师，广东省医学会肝脏病学分会副主任委员兼脂肪肝学组副组长。

内容简介：

随着饮食结构和生活习惯的改变，脂肪肝已成为我国第一大慢性肝病。怎样知道自己是否有脂肪肝？脂肪肝有哪些危害？患了脂肪肝，怎么办？是否再也离不开药罐子的生活？能彻底治愈吗？……专家将为您揭开脂肪肝的来龙去脉，介绍脂肪肝的病因、相关检查和治疗手段。书中内容科学、语言通俗、图文并茂，让您在轻松阅读之余，掌握脂肪肝的防治之道。

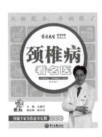

《颈椎病看名医》

主编简介：

王楚怀，中山大学附属第一医院康复科教授，博士研究生导师，中国康复医学会颈椎病专业委员会副主任委员。

内容简介：

颈椎病是日常生活中的常见病、多发病。其类型多样，表现百变。颈椎长骨刺＝颈椎病？得了颈椎病，最终都会瘫？反复落枕是何因？颈椎病为何易复发？颈椎病，如何选枕头？"米"字操真的有用吗？……本书以通俗易懂的语言、图文并茂的形式，深入浅出地介绍了颈椎病的来龙去脉，让读者在轻松阅读之余，学会颈椎病的防治之法。